月嫂服务实用技能

（第二版）

金　璎　主编

中国劳动社会保障出版社

图书在版编目（CIP）数据

月嫂服务实用技能/金璎主编. —2 版. —北京：中国劳动社会保障出版社，2014

ISBN 978-7-5167-1186-6

Ⅰ.①月… Ⅱ.①金… Ⅲ.①产褥期-护理②新生儿-护理 Ⅳ.①R714.6②R174

中国版本图书馆 CIP 数据核字（2014）第 136232 号

中国劳动社会保障出版社出版发行

（北京市惠新东街 1 号 邮政编码：100029）

*

三河市潮河印业有限公司印刷装订 新华书店经销

850 毫米×1168 毫米 32 开本 3.125 印张 80 千字

2014 年 6 月第 2 版 2024 年 4 月第 20 次印刷

定价：**10.00** 元

营销中心电话：400-606-6496

出版社网址：http://www.class.com.cn

前言

　　职业技能培训是提高劳动者知识与技能水平、增强劳动者就业能力的有效措施。职业技能短期培训，能够在短期内使受培训者掌握一门技能，达到上岗要求，顺利实现就业。

　　为了适应开展职业技能短期培训的需要，促进短期培训向规范化发展，提高培训质量，中国劳动社会保障出版社组织编写了职业技能短期培训系列教材，涉及二产和三产百余种职业（工种）。在组织编写教材的过程中，以相应职业（工种）的国家职业标准和岗位要求为依据，并力求使教材具有以下特点：

　　短。教材适合 15～30 天的短期培训，在较短的时间内，让受培训者掌握一种技能，从而实现就业。

　　薄。教材厚度薄，字数一般在 10 万字左右。教材中只讲述必要的知识和技能，不详细介绍有关的理论，避免多而全，强调有用和实用，从而将最有效的技能传授给受培训者。

　　易。内容通俗，图文并茂，容易学习和掌握。教材以技能操作和技能培养为主线，用图文相结合的方式，通过实例，一步步地介绍各项操作技能，便于学习、理解和对照操作。

　　这套教材适合于各级各类职业学校、职业培训机构在开展职业技能短期培训时使用。欢迎各职业学校、职业培训机构和读者对教材中存在的不足之处提出宝贵意见和建议。

人力资源和社会保障部教材办公室

简介 _____

本书主要内容涉及母乳喂养指导、乳房护理、月子餐、心理疏导和形体恢复指导等产妇护理技能，人工喂养、混合喂养、眼部护理、臀部护理、脐部护理、洗澡、抚触、被动操等新生儿护理技能，以及新生儿常见疾病与意外伤害的预防与处理等内容。

本书继承了第一版教材文字简练、通俗易懂、实用性强的优点，并进一步丰富了操作图片，完善了技能操作细节、技巧等，尤其是技能操作部分，知识点更加明确，操作步骤更为清晰，注意事项更加具体，学习者在掌握了操作内容后，再详细阅读相关知识，可以达到在知其然的基础上知其所以然，巩固操作效果。

本书由金璎主编。本书在编写过程中得到了金秀母婴之家服务中心的大力支持，在此表示感谢。

目录

第一单元 岗 位 认 知

月嫂是专业护理产妇与新生儿的专业化家政人员，其职责是照护新生儿与母亲的安全与健康，有些还要料理一个家庭的生活起居。通常情况下，月嫂的工作集保姆、护士、厨师、保育员的工作于一身。

一、月嫂的岗位职责

月嫂的服务对象主要是产妇和新生儿，时间主要是月子期。

1. 产妇的护理

（1）指导母乳喂养，做到早开奶、早接触、早吸吮和按需哺乳。

（2）指导乳房护理，协助产妇排空淤积的乳汁，按摩肿胀的乳房。

（3）根据产褥期营养需求，安排膳食计划，指导产妇饮食，促进早下奶。

（4）帮助产妇下床，指导产妇进行适度运动，利于产妇恶露排除，促进身体恢复。

（5）做好产后心理疏导，预防产后抑郁。

2. 新生儿的护理

（1）熟练完成新生儿的各种喂养，如母乳喂养、人工喂养、混合喂养。

（2）规范清洁消毒用具，换洗新生儿的尿布及衣服。

（3）熟练完成新生儿的日常照料，如洗头，洗澡，面部、脐部、臀部护理等。

（4）适时给新生儿做抚触和被动操，开展新生儿早教。

（5）观察新生儿的各种生理表象、状态以及大小便等，发现异常及时提醒，协助处理，必要时就医。

由上可知月嫂的岗位是非常重要的，因而月嫂首先必须具有

"忠于职守，乐于助人，实事求是，循规守矩，充满爱心，服务母婴"的职业道德，其次要具有熟练的操作技能，以保证母婴护理任务能够规范有效地完成。

二、月嫂的基本素质要求

月嫂行业是一份辛苦的职业，也是一份回报率很高、前景很好的职业。月嫂必须拥有良好的自身素质，照顾好产妇与新生儿，通过自己辛勤的劳动，为客户提供优质服务，获取相应的报酬。

1. 有责任心和爱心

月嫂应该爱孩子并且对护理的孩子的健康负责。

2. 健康的身体和平和的心态

月嫂服务不仅是白天还包括夜间的服务，因此需要有健康的身体，同时由于与产妇及其家人接触密切，所以需要以平和的心态来与客户家人相处。

3. 良好的沟通能力

月嫂会接触形形色色的客户家庭和不同的客户家人，因此必须具有良好的沟通交流能力，以便处理好和每个家庭成员的关系。除了良好的沟通能力还需要细心地了解与观察客户家人的生活习惯与爱好，做到说话做事有分寸，遇到矛盾多谦让，尊重客户家人习惯，做好自己的本职工作。

4. 良好的生活习惯

勤劳努力，干净利落，这样容易被客户家庭接纳。

5. 过硬的业务能力

月嫂对各项护理操作要熟练、规范，确保有效护理。

三、月嫂入户服务前准备

产妇和新生儿都处在身体比较脆弱的时期，需要特别的呵护和关爱。因此对月嫂在健康、个人着装以及身份、健康证明方面要有职业要求，应具备相应的条件。在入户服务前，应做好以下准备。

1. 准备好相关证件

月嫂需要带全身份证、健康证，以及月嫂资格证等，这些健康证明和身份证明有助于客户对月嫂基本情况的了解。

2. 着装准备

选择符合工作需要的服装，一般来说应有罩衫、长裤，不宜穿毛衣、长裙等不方便服务的服装，更不宜穿金戴银。服装尽量简洁，给客户干净利落的感觉。如果公司有统一工装，应按要求统一着装。

3. 个人卫生

入户前应该搞好个人卫生，洗头洗澡，换衣服，剪去长指甲，不要化妆。这样做一方面是对自己的健康负责，另一方面是对客户的健康负责。

四、签订服务协议的注意事项

月嫂在与客户签订服务协议时，应明确关于休息的条款。一般月嫂1个月服务26天，休息4天，由于月嫂服务的特殊性，还应与客户说明为了产妇和新生儿的健康与安全，每天应有必要的休息时间，此外，有关节假日的加薪条款也应事先讲明。

五、月嫂入户后的注意事项

1. 月嫂要使用规范的服务用语

（1）对客户家人的称谓。可以根据月嫂的年龄，对客户家人中的长辈称为大妈大爷，对于年龄稍大于自己的称为大姐大哥。还可以根据客户家人的工作来称谓，如客户家人是教师可以称为老师，等等。通过称谓表现出一种尊重。

（2）问清自己要做的事情，可以说"请您告诉我""麻烦您告诉我"等。

（3）做得不够的地方要说"我很抱歉""对不起"等。

（4）与客户有不同意见时，应该做到不争论，原则上按照客户的意见办。

（5）注意说话的声音、声调，在客户家应该保持平和，不大声喧哗，原则上与自己工作无关的事情不议论，不参与。在自己工作中需要发表意见时，应该保持谦虚谨慎的态度，把握分寸，以使客户家人容易接受。

2. 月嫂自带物品存放

客户家是月嫂的工作场所，月嫂需要与客户家人保持良好的人际关系，但是不能把客户家当做自己家，过于随便，一旦出现钱财物品的纠纷，往往不容易说清楚，这样会给月嫂和公司带来不应有的麻烦。因此要求：

（1）月嫂带到客户家的东西要尽量少，不是十分必要的东西不带。

（2）月嫂到客户家，除了自己必要的日常消费现金，忌带太多的现金。

（3）将带到客户家里的证件和钱，用一个透明塑料袋装好，放在显眼的地方，可以使客户一目了然。

做到以上几点，就减少了许多容易发生误会的可能，也给自己减少了许多麻烦。

3. 月嫂使用客户家物品时的注意事项

月嫂在上岗前都必须参加正规培训，除了专业技能培训外，还应包括家用电器的使用方法。但如果客户家有些物品包括新型的家用电器等月嫂不会使用，要不懂就问，请客户说明方法，以避免由于使用不当造成损坏，不但自己受损失，还会影响服务质量和公司形象。

4. 月嫂在客户家就餐的注意事项

月嫂要在客户家吃饭，还要在客户家居住，生活上相互关联较多，对于客户家食物的食用，应该掌握以下原则。

（1）由于工作需要，在客户家可能要与客户家人分桌吃饭，先后吃饭，作为月嫂没有必要为此感到不平，而且分餐更卫生，更符合现代家庭的需要。

（2）客户每家都有不同的生活习惯、民族习惯，月嫂需要入乡随俗，尽量接近客户的生活习惯。确实不能适应的，可以通过公司来向客户提出建议。

（3）月嫂在客户家服务，在客户家吃饭可视为工作餐，应以吃饱为基本要求，不能要求客户提供水果、零食或者一些稀有食物。

5. 月嫂在客户家的个人卫生

月嫂是为产妇和新生儿服务的，而产妇和新生儿都处在身体状况比较脆弱的时期，尤其需要良好的卫生条件，因此月嫂在客户家中就必须严格要求自己，搞好个人卫生。

（1）月嫂在客户家应穿棉布质地的家居服，这样，在抱孩子时才不会刺激新生儿娇嫩的皮肤。

（2）月嫂上岗坐公交车到客户家，必须携带两套棉布质地的家居工作服，携带拖鞋和个人卫生用品。到客户家后脱下外衣外裤，换上工作服，这样不会把外界的污染物带到客户家里。

（3）到客户家后，首先要洗手，用肥皂认真清洗 15 秒以上，再开始工作。

（4）作为月嫂，因为工作性质与服务对象接触距离近，尤其需要有良好的卫生习惯，每天洗漱，包括洗脸、洗脚、刷牙，有条件的应该天天洗澡，勤换洗衣服，以保持清洁卫生，保障产妇和新生儿的健康。

（5）在倒垃圾、给孩子清洗尿便、或者自己擦鼻涕等之后，一定要认真洗手。看起来这些都是小事，但是反映出个人的基本素质，也是月嫂应该具有的基本服务素质。只有重视了个人卫生，月嫂服务才能做得更到位，才能真正得到客户的认可。

6. 月嫂要杜绝不良习惯与嗜好

吸烟对个人来说也是不良习惯，自己吸烟，别人无权干涉，但是到客户家就不同了，月嫂的工作是护理产妇和新生儿，吸烟对产妇和新生儿的身体健康有影响，因此必须严格戒烟。

此外还应注意，如果做月嫂，就应该与宠物脱离接触，因为宠物可能携带寄生虫，接触宠物就可能把寄生虫等病原微生物带给产妇和新生儿，引发疾病或者影响新生儿身体正常发育。

六、月嫂与客户家庭成员的关系处理

1. 维护客户隐私

月嫂工作的特点是必须进入客户家庭，客户家庭的事情也就容易了解。但是，正因为这样，才更需要具备职业道德，要保护客户的隐私。

（1）从思想上明确维护客户隐私的重要性。在客户家，当客户家人说到一些如钱财等私密事情时，就要尽量回避，实在回避不了的时候，就要当做不知道。

（2）要认识到传闲话、背后议论他人都是不良习惯。比如有些人对客户家庭的男女关系尤其爱议论，乱猜疑。这些都涉及个人隐私，如果侵犯他人隐私权，严重时还可能触犯法律，个人要对自己的行为负法律责任。

因此，月嫂必须高度注意，维护客户隐私，遵守职业道德。

2. 正确处理与客户家成年异性的关系

月嫂与客户家人接触密切，处理好与客户家成年异性的关系就显得十分必要。

（1）月嫂服务应认真去做自己工作范围应该做的事，与客户家人说话应该有分寸，特别是家里的男主人，不宜说说笑笑，打打闹闹，做容易引起误会的事情。

（2）也有个别客户家中的成年异性自己不检点，想占便宜。甚至还有极个别图谋不轨者，想借着请月嫂的机会实施其犯罪的企图，对这种人，月嫂要保持充分的警惕，如果发现了不良企图，要及时与公司联系并报警，保护自身不受到侵害。

3. 克服自卑心理

（1）虚心学习，向客户请教。月嫂服务的客户大多经济条件较好，对月嫂要求也较高，面对这样的需求，月嫂应该虚心向客户请教，对自己不懂的要及时问，千万不要不懂装懂。

（2）克服自卑，树立自信。发现自己的优势是克服自卑心理的灵丹妙药。月嫂刚进入客户家，要积极工作，努力提高自己，充分发挥自己的长处和优势，注意与客户家人的沟通与交流，用积极的心态与人相处，建立自信心。

第二单元　产妇护理

模块一　母乳喂养指导

【操作方法】

1. 喂奶前准备指导

（1）在母乳喂养前，应先给新生儿换上清洁尿布，以免在哺乳时或哺乳后给新生儿换尿布，翻动新生儿造成溢奶。

（2）进行哺乳前的乳房护理，详见本单元模块二有关内容。

2. 喂奶正确姿势指导（见图2—1）

（1）产妇哺乳体位。产妇坐在靠背椅上，背部紧靠椅背，两腿自然下垂到地面。哺乳侧脚可踩在小凳上。哺乳侧怀抱新生儿的胳膊下垫一个专用喂奶枕或家用软枕。这样的体位可使产妇哺乳方便而且舒适。

（2）托抱新生儿方法及指导。产妇用前臂、手掌及手指托住新生儿，使新生儿头部与身体保持在同一条直线上，新生儿身体转向并贴近产妇，面向乳房，鼻尖对准乳头，同时指导产妇另一手成C字形托起乳房，或采用食指与中指成剪刀状夹住乳房（奶水喷流过急时采用）。

（3）含接乳头方法。哺乳时用乳头刺激新生儿口唇，待新生儿张大嘴时迅速将全部乳头及大部分乳晕送进新生儿口中。按上述含接乳头的方法可以大大减少乳头皲裂的可能性。

（4）哺乳后退出乳头。退奶时用一手按压新生儿下颌，退出乳头，再挤出一滴奶涂在乳头周围，并晾干。这样可以使乳汁在乳头形成保护膜，预防乳头皲裂的发生，如有乳头皲裂则可以促进皲裂的愈合。

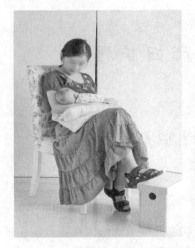
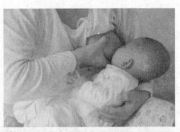
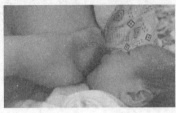

图 2—1　喂奶正确姿势指导

3. 喂奶后的指导

哺乳后需给新生儿拍嗝，方法如图 2—2 所示。将新生儿竖抱，用空心掌轻轻拍打后背，使新生儿打嗝后再让其躺下安睡。如未能拍出嗝，则可多抱一段时间，放在床上时让其右侧卧位，以避免呛奶。

一般情况下，如果有空气吸入，经过拍嗝，宝宝就会打嗝排出空气，如果没有打嗝，经过妈妈用空心掌轻叩宝宝背部，也可大大减少宝宝发生溢奶的可能。

【达标标准】

·产妇哺乳时腰、背、手臂、手腕不疲劳，轻松愉快，乳汁排出顺畅。

·新生儿可以有效吸吮（新生儿嘴呈鱼唇状，吸吮动作缓慢有力，两颊不凹陷，能听到吞咽声）。

【注意事项】

·两侧乳房哺乳应按先后顺序交替进行，吸空一侧再吸另一侧，等下次哺乳时先吸未吸空的一侧。哺乳时如果乳汁过多，不可积乳过久，可用吸奶器挤去多余部分。

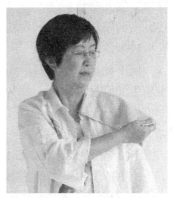

1.首先将一块清洁的小方巾折叠后放置于肩头，然后打开小方巾，注意折叠小方巾的内面需要保持清洁。

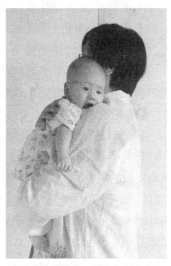

2.将宝宝抱起，让宝宝的头靠在妈妈脸颊，因为此时宝宝头部还不能挺起，所以抱起宝宝时一定要注意托住宝宝的头颈部。同时注意让宝宝的头偏向一侧，不要压住宝宝的口鼻，影响宝宝的呼吸。

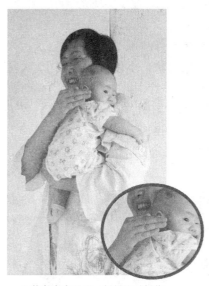

3.抱起宝宝以后，妈妈一手托住宝宝的臀部，一手呈空心状轻叩宝宝的背部，时间掌握在5～10分钟。

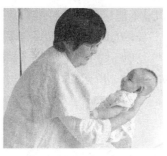

4.如果一侧经过空心掌轻叩没有拍出嗝来，可以将宝宝放在床上平躺，然后再将小方巾移至妈妈另一侧肩头，用同样的方法让宝宝靠在另一侧肩头拍嗝。

图 2—2　拍嗝

·要防止乳房堵住新生儿鼻孔而导致新生儿窒息。

·应该特别注意哺乳时新生儿含接乳头的姿势，切忌只含乳头。还要避免因含接姿势不正确造成乳头皲裂。

·新生儿吸吮乳头时间不宜过长（一侧不超过 20 分钟），不应口含乳头睡觉，以防乳头皲裂或发生新生儿窒息。

【相关知识】

1. 母乳喂养成功的关键——频繁有效的吸吮

母乳喂养应遵循早接触、早开奶、早吸吮、按需哺乳（没有时间与次数的限定）的原则，开始喂奶时应该使间隔较短，如 1 小时左右，夜间不要停止喂奶，24 小时喂奶次数不能少于 8 次，每次喂奶时间不能少于 20 分钟，不要过早补充配方奶以致造成乳头错觉，如果必须补充配方奶，那么，奶嘴一定要使用母乳实感、低流量的，尽量避免乳头错觉，达到逐步减少配方奶，逐步实现完全母乳喂养。

2. 判定母乳是否充足的标准

在母乳充足的情况下，宝宝能安静睡眠半小时左右/次，大便次数达到 2～6 次/日，呈金黄色糊状，小便次数达到 10 次左右/日，体重增长 30～50 克/日，第一个月增长 600～1 000 克。如果不能达到以上标准，应该考虑适当添加配方奶。

3. 造成纯母乳喂养不成功的两个误区

新妈妈母乳喂养未能成功的原因主要有两个误区，如图 2—3 所示。

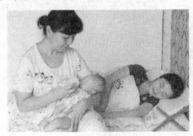
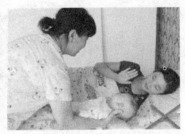

误区一：夜间不喂奶　　　　　　误区二：奶不胀满不喂奶

图 2—3　纯母乳喂养不成功的两个误区

误区一：夜间不愿意喂奶。产妇疲劳，夜间不愿喂母乳，月嫂认为夜间喂配方奶较母乳时间短，宝宝吃得快，易于休息。

事实上，夜间不喂母乳的结果是影响了产妇身体内的激素调节，结果会造成母乳量逐渐减少。换句话说，就是夜间不喂母乳，给身体的信号是不需要那么多的母乳，通过调节的结果就是减少母乳分泌量，影响了母乳喂养的成功。

误区二：喂母乳的时候，产妇感到自己的乳房还不够胀满，就认为是母乳不足，认为应该等到乳房胀满之后再喂，于是就添加配方奶，这样间隔着一次母乳一次配方奶的哺喂与夜间不喂母乳的道理相同，间隔性喂母乳的结果最终也是母乳逐渐减少。

★ 提示：新生儿应该按需哺乳，也就是宝宝吃奶要随需随吃。

绝大多数产妇都希望能够纯母乳喂养，而要想达到纯母乳喂养，就必须避开这两个误区。

模块二　乳房护理

【操作方法】

1. 哺乳前乳房护理指导

（1）请产妇洗手。

（2）用温热毛巾为产妇清洁乳房，如图 2—4 所示。

（3）如果乳房过胀，应先挤掉少许乳汁，待乳晕发软时即可哺乳，如图 2—5 所示。

2. 哺乳中乳房问题指导

（1）乳房胀痛或出现硬节的处理。用双手大小鱼际呈螺旋状按摩乳房，一边按摩，一边移动手掌，双手放于乳房左右，再把双手放于乳房上下，从乳房基部朝乳头方向顺序揉压，促使乳腺管通畅，利于乳汁排出。

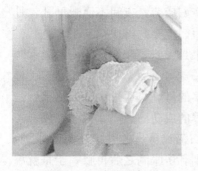
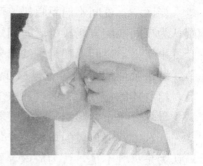

图 2—4 清洁乳房   图 2—5 挤乳汁

（2）乳头皲裂的处理。乳头出现放射状小裂口（即乳头皲裂）时，应该根据乳头疼痛与裂伤情况，选择继续哺乳、使用乳盾、吸奶器（见图 2—6），或者停止哺乳。

★ 提示 一旦裂口愈合可不用乳盾，因为乳盾长期使用会影响哺乳。

哺乳时先让新生儿吸吮健侧乳头，后吸吮患侧乳头。如果裂伤过重，疼痛剧烈，可以暂时停止直接哺乳，也可以使用乳盾，或者将乳汁挤出或用吸奶器吸出，装入奶瓶喂养新生儿。

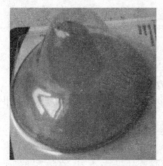
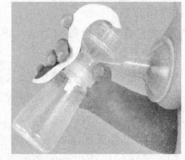

图 2—6 乳盾和吸奶器

（3）乳腺炎的护理。如果乳房出现乳头疼痛，局部皮肤发红发热，并有触摸痛和硬结，患侧腋下淋巴结肿大，压迫有痛感，应考虑已患乳腺炎。症状较轻可以做局部温湿敷或者外敷中药如意金黄散，还可继续进行母乳喂养。如果症状较重，如有发高烧症状，就应该提醒产妇及时到医院就诊。

★ 提示 挤出的乳汁可置于消毒奶瓶内，放在冰箱中保存。一般0～4℃可以保存6～8天。如果放在冷冻室保存时间最长可达6个月，但是还是提倡吃新鲜母乳，可在常温下保存10～24小时。

3. 哺乳后乳房护理指导

（1）新生儿尚未吃空就停止哺乳时，可将剩余乳汁及时挤干净。挤奶的方法如图2—7所示。

先洗干净双手，然后用双手的拇指和其他手指配合轻压在乳晕外的部位，再用拇指和食指同时向下施压，由轻到重，将乳汁挤出来。

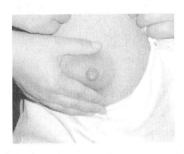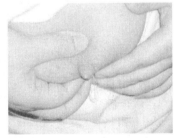

图2—7 挤奶的方法

（2）挤奶后，用一滴乳汁涂在乳头周围，并晾干。

【达标标准】

· 产妇哺乳过程中无乳头及乳房疼痛、乳头皲裂，可感受到哺乳新生儿的愉悦感和幸福感。

· 产妇在哺乳过程中哺乳正常，没有乳腺炎。

· 如果在哺乳中发现乳腺炎症状，应提醒产妇及时到医院就诊，不可延误治疗。

【注意事项】

·当乳房出现硬结或硬块时，需时常进行疏通乳腺管的按摩。

·哺乳后如果乳汁存留过多，应该挤出乳汁排空乳房。

·为了预防乳腺炎，产妇应该穿纯棉的宽松内衣和胸罩，不宜使用化纤制品。

·如果新生儿有口腔内炎症（如鹅口疮），要提醒产妇给新生儿治疗，以避免新生儿口腔细菌通过乳头皲裂处进入体内，导致乳腺炎。

【相关知识】

乳盾的使用方法。

第一次使用时，从包装中取出，先进行常规消毒，即使用专用的消毒锅，或者用开水烫。将清洁的乳盾放于乳头及乳晕上，哺乳后取下，先用清水洗净，然后按上述方法消毒，以备下一次哺乳时使用。

模块三　月　子　餐

【操作方法】

1. 制作前准备

（1）制订月子餐菜谱。产妇在坐月子期间身体处于一个特殊时期，除了需要足够的营养促进产后体力的恢复外，还要哺喂新生儿，因此需要均衡的营养、多量的汤汁、多样化的主食、丰富的水果蔬菜，总计大约每日 3 000 卡路里热量的摄入。由于产妇不定时哺乳，还需要增加每日就餐的次数，一般为每日 6 餐。

★ 提示　制订月子餐食谱必须与产妇商议确定，不可自作主张，以免不合产妇口味。

根据以上原则，每日可分为早、中、晚 3 次主餐和上午 10 点、下午 3 点、晚上 8 点 3 次加餐。每天 1～2 杯牛奶，2～3 个鸡蛋。中餐、晚餐一荤菜一素菜一汤，加餐可选择小点心、水果等，早餐和晚上加餐可以选择多种多样的粥和馄饨等，每天的主食力求多种变化。

（2）采购。月嫂要选择没有或少有农药污染的绿色蔬菜水果。肉类一定要在经过国家检疫的正规商店里购买。

2. 月子餐制作

月子餐制作要掌握以下几个原则。

（1）注意均衡营养。改变传统坐月子中只喝小米粥、红糖、鸡蛋、鸡汤的单一膳食观念。

（2）煲汤要微火慢煮，以保持营养成分，主料乌鸡、排骨等可以凉水下锅。

（3）月嫂必须学会煲鲫鱼汤。

（4）炒菜应该注意色香味俱全，既有营养又能使产妇享受到就餐的愉悦。

3. 制作后处理

（1）将使用过的炊具清洗干净，放回原处。

（2）将灶台、灶具周围清理干净，将地面清扫干净，用墩布擦干净。

（3）收拾好餐具，清洗干净，并将可以保留的汤和菜用保鲜膜覆盖好放入冰箱。

【达标标准】

·月子餐营养均衡，制作清洁，味道可口。

·制作后厨房用具清理干净整洁。

【注意事项】

·制作月子餐时，禁放辛辣、刺激性的调味品。

·制作月子餐时，生熟菜板、刀具、抹布要分开。

【相关知识】

1. 月子餐食谱参考

·荤菜可选择红烧鸡翅、海带炖肉、清炒虾仁、红烧鱼块等。

· 素菜可选择白菜豆腐、鸡蛋炒菠菜、胡萝卜炖豆腐、西红柿炒鸡蛋、清炒油麦菜、鲜蘑油菜等。

· 汤可选择鲫鱼汤、乌鸡汤、甲鱼汤、花生排骨汤、莲藕猪脚汤、番茄牛肉汤、小白菜丸子汤、羊肉冬瓜汤等。

· 主食可选择米饭、花卷、豆沙卷、糖包、肉龙、麻酱花卷、金银卷、千层饼等。

· 早晚加餐可选择莲子红枣粥、小米红糖粥、百合红豆粥、小枣绿豆粥、玉米面粥、南瓜粥、酒酿蛋花、醪糟、疙瘩汤、鸡汤馄饨、鸡汤龙须面等。

2. 喝月子汤的传统误区

很多家庭尤其是老人们一般会认为想让宝宝吃上妈妈的奶，一定要给产妇多喝汤，不论是鲫鱼汤、乌鸡汤、甲鱼汤还是排骨汤等，都是产妇非常需要的，都要多喝，只有这样才能下奶，才能让宝宝有充足的母乳。

多喝汤能增加产妇体内液体量，增加泌乳的基本原材料是必需的，但是喝汤也要讲究科学方法。如果喝汤的时间不对，不仅不能增加母乳量，搞不好还可能造成乳汁淤积，不仅宝宝喝不到充足的母乳，甚至产妇都有可能因为乳汁淤积而造成乳腺炎，给坐月子带来极大的痛苦。

3. 喝月子汤的科学方法

新生儿出生1～3天，产妇刚刚开始哺乳，不宜在此时大量喝汤。因为此时新生儿吸吮的乳汁量是有限的，乳腺管还没有很通畅，此时大量喝汤，常常造成产妇乳房肿胀，而且是弥漫性肿胀，让产妇痛苦不堪，疼痛难忍。刚刚分娩的产妇可以吃些汤汤水水的饭菜。当产妇哺乳一周左右，乳腺管疏通了，新生儿需要的母乳量也增加了，这时候就可以根据需要增加汤汁摄入量，使产妇有充分的液体营养，以便有足够的母乳来喂养宝宝。

模块四　产后个人卫生指导

【操作方法】

1. 洗浴前的准备

（1）关闭电风扇及空调，关好门窗，避免对流风。

（2）调节室温及浴室内温度在 26～32℃，调节水温在 39～41℃，不可超过 50℃。备好洗浴用品。

2. 洗擦浴

（1）月嫂陪同产妇进入浴室，用淋浴洗发、洗浴，如果有需要，月嫂应在浴室中协助产妇清洗，避免产妇滑倒、摔伤等意外情况的发生，每次洗浴时间以 10～20 分钟为宜，避免时间过久，发生虚脱等意外。若不具备淋浴条件，可先帮产妇擦洗，然后另行洗发。

（2）洗浴后指导产妇用温开水刷牙，温和用力，每次 2～3 分钟即可（日常晨起和睡前也可按此原则进行）。

★ 提示　产妇洗头时如脱发较多，属正常现象，叮嘱产妇不必担心，以后会随自身激素水平的调节而改善。

3. 洗后保暖

洗浴后，叮嘱产妇穿好衣服，暂不外出。然后调节室温至 22～26℃。

【达标标准】

洗浴前后产妇活动房间与浴室室温一致，洗浴过程中产妇感觉温暖舒适。

【注意事项】

·洗澡次数 1～2 次/天即可，不可空腹洗澡。

·产后洗浴禁用盆浴，以免发生生殖道逆行感染。

【相关知识】

若自然分娩且无侧切伤口，产妇体质许可，产后可淋浴；若自然分娩有侧切伤口，可于一周后进行淋浴；若为剖腹产，一般10 天左右可以淋浴，此前可采用擦浴。

模块五 产后侧切及手术伤口的清洁

【操作方法】

1. 侧切及手术伤口的常规清洁

（1）叮嘱产妇经常更换恶露垫，侧切产妇睡觉应侧向伤口对侧，以免恶露污染伤口。

（2）准备擦洗干净的水盆、温水、清洁毛巾，请产妇清洁侧切伤口，每天2～3 次。

（3）腹部手术伤口如果没有特殊反应（红、肿、热、痛）可以不必处理。

2. 侧切及手术感染伤口的清洁消毒

侧切伤口可用 1∶5 000 高锰酸钾或 2‰的新洁尔灭冲洗，每天 2～3 次。如果伤口红肿热痛明显，应提醒产妇及时到医院就诊。

【达标标准】

·无感染情况，产妇侧切伤口 3～5 天良好愈合，手术伤口5～7 天良好愈合。

·如果有轻度感染，通过清洁消毒，感染程度不加重。

【注意事项】

配制高锰酸钾溶液注意不要太浓。

模块六 形体恢复指导

【操作方法】

1. 自然分娩产妇形体恢复指导

自然分娩产妇可在产后 6～12 小时后起床活动，产后一周即可做形体恢复操，但运动量不宜太大，时间不宜太长。

　　月嫂可请产妇在床上或体操垫上跟随音乐开始做操，活动顺序为手指关节→腕关节→肩关节→腰→背→会阴肌肉→盆底肌肉。时间为 30 分钟左右，每天 1 次，3～5 天后可以因人而异增加活动量。除上述运动外还可加入下肢的运动，包括肌肉及韧带的锻炼，时间可逐渐延长，但是不宜超过 1 小时。图 2—8 给出了一套简便的形体操，月嫂可指导产妇根据自身身体状况选择练习。

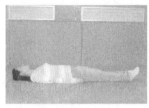

1.仰卧，深吸气，收腹，呼气，两臂直放于身旁进行缩肛与放松动作。

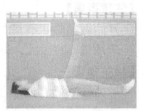

2.仰卧，两臂直放于身旁，双腿轮流上举和并举，与身体呈直角。

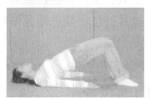

3.仰卧，髋与腿放松，分开稍屈，脚底平放在床上，尽力抬高臀部及背部。

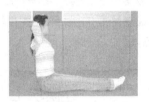

4．仰卧起坐。

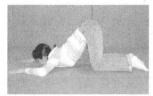

5.跪姿，双膝分开，肩肘垂直，双手平放垫子上，腰部进行左右旋转动作。

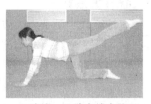

6.跪姿，双臂支撑在垫子上，左右腿交替向背后高举。

图 2—8　简便形体操训练

2. 剖腹产产妇形体恢复指导

　　侧切或剖腹产产妇一般于产后 10 天开始做形体恢复操，运动量逐渐增加，时间由短到长，动作可参考自然分娩产妇操。

　　【达标标准】

　　·产妇做完操后不感到太疲惫，侧切伤口或腹部伤口不因做操而感觉剧烈疼痛。

　　·经过产褥期后，产妇形体有所恢复。

　　【注意事项】

　　·开始做操时间不宜太早。

　　·运动量不宜太大，以避免因过度活动而导致恶露增加。

　　【相关知识】

　　·形体恢复操有助于子宫恢复，对盆底肌肉的恢复有积极作用。

　　·在做形体恢复操的过程中，可能会有恶露的反复，如做操后恶露可能会有所增多，或者停止后又有少量。但是，总的原则是观察恶露的量与颜色，只要量约超过月经量，颜色不是鲜红的新鲜出血，一般问题不大，否则应该停止做操。

模块七　产后抑郁疏导

　　【操作方法】

　　1. 月嫂入户后先与产妇及其家人交流沟通，了解产妇的生活习惯、喜好与禁忌，牢记并遵守，取得产妇的信任。

　　2. 注意观察产妇情绪变化，发现产妇情绪低落时可以主动关心交流，争取能使产妇敞开心扉，说出自己的感受，然后帮助产妇解决具体困难，针对具体情况进行疏导，让产妇从积极的方面考虑问题。若产妇不愿谈感受，不可追问，可以先收拾、清洁房间，建议产妇放一些轻松的音乐，缓解产妇负面情绪。

3. 在取得产妇同意的基础上，将产妇情绪适时适当地告知家人，取得家人的支持和配合。家人的关心和爱护是产妇度过不良情绪阶段的重要因素，但是家人往往不了解产后抑郁是大约一半以上产妇的生理反应，严重者可以发展成产后抑郁症，因此月嫂应该和家人配合，共同帮助产妇度过这一生理阶段。

4. 产妇在产后抑郁阶段有时候会将情绪发作到月嫂身上，此时月嫂要了解这并不是产妇有意和自己过不去，而是在特殊生理阶段发生的情况，因此需要包容产妇的情绪，要用更好的服务面对产妇，更好地与其交流，并且调整自己的情绪，用正面的情绪对待产妇。

【达标标准】

产妇心情舒畅，与其家人关系融洽。

【注意事项】

·注意讲话的艺术。例如，在向产妇家人反映其情绪时可以说："我感觉她今天的情绪不太好""我觉得情况是这样，不一定对，仅供您参考。"

·当产妇抱怨她的家人时，不可顺其思维抱怨其家人，应以局外人的视角，引导产妇换位思考，善意理解家人的行为。

·要以自己的真诚感受产妇的情绪，进行良好的沟通。

【相关知识】

·产后抑郁是从开始分娩到产后一周至数周出现的一过性哭泣或抑郁状态。产后抑郁是生理因素、心理因素和环境因素等多方面综合作用的结果。因此要予以关怀、疏导和包容，而不能归咎于产妇"难伺候"、娇气等。

·产后抑郁发展严重时为产后抑郁症，症状为终日闷闷不乐，觉得脑子一片空白，不能自制，失眠，疲倦，没有胃口，自责，焦虑，个别人出现自杀倾向，需要医生进行心理疏导和治疗。

模块八　产妇休养环境清洁

【操作方法】

月嫂应做好产妇休养环境的通风、室温调节及清洁等工作。

1. 通风前应请产妇离开通风房间。

2. 将房间的门窗打开使空气对流，进行室内除尘，清理杂物，整理卧具等工作。通风时间至少20分钟。

3. 通风完毕，待室温达到22～26℃时，请产妇及新生儿进入，然后按同样的程序对其他房间进行通风换气。月嫂可以用冷暖空调调节室温，用加湿器调节湿度，也可以夜间在室内放一盆水以增加空气湿度。

4. 产妇房间相对安静即可，不必过于安静，可放柔和的背景音乐，以利于产妇休养。

【达标标准】

房间内空气清新，无刺激性气味，相对安静，感觉舒适。

【注意事项】

·注意通风后室温变化，避免与其他房间温差过大时就直接让产妇进入。

·由于产妇出汗较多，应避免对流风，电风扇及空调风不宜直吹，以免受凉。

·产妇室内不宜放置过多花卉，尤其不应养殖芳香花木，以免引起产妇和新生儿过敏反应。

·产妇家中不宜养宠物。

【相关知识】

室温在22～26℃，相对湿度为45％～60％，自然光照（避免阳光直射）的条件下，产妇感觉最舒适。

第三单元　新生儿护理

模块一　正确托抱婴幼儿

【操作方法】

抱新生儿的过程有抱起、抱住、放下。这一过程中的每个环节都应特别小心，以免弄疼或弄伤新生儿。

1. 抱起

首先将一只手轻轻地插到新生儿的后脑勺和颈部下面，支撑起脑袋，另一只手穿插在新生儿的背部和臀部，以托起下半身；月嫂俯下身体，用胸部护住新生儿，然后双手同时用力，轻柔、平稳地把新生儿抱起。

2. 抱住

（1）横托式拥抱。抱起新生儿后，一般是顺势将新生儿横托在前臂上，新生儿如同躺着睡觉一样。具体方法是月嫂将新生儿横托在左前臂上，头置于肘弯上部，枕住上臂；双手在新生儿背部及臀部叠放在一起，右前臂托住新生儿的大腿部位，右上臂环绕新生儿腿部，将新生儿夹抱在胸前。如果将新生儿横托在右前臂上，则采取与横托在左前臂相反的动作即可，这种姿势便于哄逗新生儿。

★ **提示**　新生儿支配颈部肌肉的神经还没有长好，颈部肌肉松软，所以除拍嗝外不宜将其竖直抱起。

（2）直立式拥抱。抱起新生儿，让新生儿趴在护理员的胸前，护理员眼睛可以直接俯视新生儿。月嫂一只手臂置于新生儿的背部，臂部拥住新生儿的后背，手掌扶住新生儿的头部和颈部，另一只手置于新生儿的臀部，托住新生儿身体。

3. 放下

放下新生儿多采取横托式。基本方法是将新生儿横托在左前臂上，脑袋置于肘弯上部，枕住上臂；月嫂双手在新生儿背部及臀部叠放在一起，右前臂托住新生儿的大腿部位，右上臂环绕新生儿腿部，将新生儿夹抱在胸前平稳地放下。如果新生儿是横托在右前臂上，则采取与横托在左前臂相反的动作即可。

【达标标准】

托抱时，新生儿感觉舒适，避免产生危险。

【注意事项】

新生儿头部没有控制能力，显得软软的，所以抱新生儿时，一定要注意保护新生儿的头和脊柱。

模块二　人工喂养指导

如果产妇因为种种原因确实无法完全用母乳喂养自己的宝宝，那么替代的方法是混合喂养或者人工喂养，也就是搭配合适浓度的配方奶喂养新生儿。对于需要混合喂养或者完全人工喂养的客户，如何配奶是月嫂需要了解和熟悉的重要内容。配奶需要按照一定的标准，调配合适的浓度，不能太稀也不能太稠。太稀或者太稠都会影响新生儿的营养吸收，特别是微量元素的吸收。

【操作方法】

1. 配奶前准备及奶粉配制

（1）清洁双手，取出已经消毒好的备用奶瓶。

★ 提示　不能上下摇奶瓶，那样容易出现泡沫，给宝宝喂入时宝宝容易吃进空气而导致吐奶。

（2）参考奶粉包装上的用量说明，按新生儿体重，先将适量的温水调配好，倒入奶瓶中，用奶粉所附的专用计量勺取适量的奶粉，取奶粉时要刮平，不要压实勺内奶粉，然后放入已调配好适量温开水的奶瓶中摇匀，要水平摇匀，最后将配好的奶滴几滴到手腕内侧，感觉温度合适便可以给新生儿食用，如图3—1所示。

2. 喂养中的操作指导

（1）给新生儿喂奶，以坐姿为宜，肌肉放松，让新生儿头部靠着产妇的肘弯处，背部靠着前手臂处，呈半坐姿态，如图3—2所示。

（2）喂奶时，先用奶嘴轻触新生儿嘴唇，刺激新生儿觅食反射，然后将奶嘴小心放入新生儿口中，注意使奶瓶保持一定倾斜度，奶瓶里的奶始终充满奶嘴，防止新生儿吸入空气。

（3）如果要中断给新生儿喂奶，应指导产妇轻轻地将小指滑入其嘴角，即可轻轻拔出奶嘴，中断吸奶的动作。

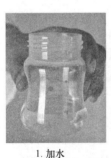

1. 加水

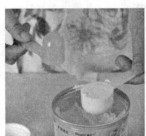

2. 刮平奶粉

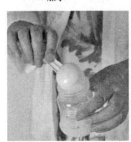

3. 加奶粉

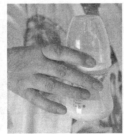

4. 摇匀奶液

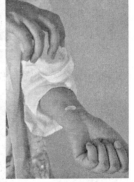

5. 测奶液温度

图3—1　调配奶粉

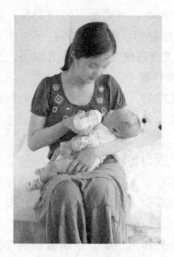

图 3—2　正确喂养姿势

★ **提示**　奶具清洁不净，易造成宝宝胃肠道疾病或者鹅口疮等。

3. 喂养后的操作指导

（1）与母乳喂养后的指导相同（参照母乳喂养）。

（2）喂完奶后，马上将瓶中剩余牛奶倒出，将奶瓶和奶嘴分开清洗干净，如图 3—3 所示。

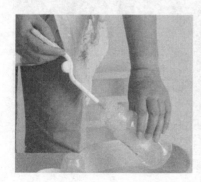 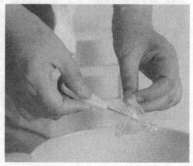

图 3—3　清洗奶瓶和奶嘴

（3）将清洗干净的奶具放置在专用消毒锅内消毒，现在市场上消毒锅种类很多，但不论哪种消毒锅，其原理都是电加热水成蒸汽，经过一定时间达到灭菌消毒的效果。具体操作如图 3—4 所示。也可将奶瓶、奶嘴放入铁锅里进行煮沸消毒 10～15 分钟。

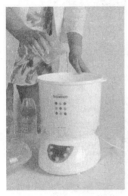

1. 往消毒锅中倒入适量的水

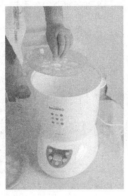

2. 放入下层托盘

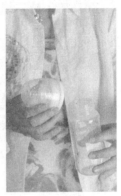

3. 打开清洗好的奶瓶盖

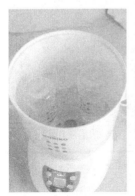

4. 奶瓶开口朝下，置于托盘上

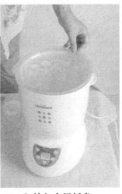

5. 放入上层托盘

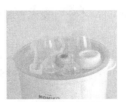

6. 把清洗好的奶嘴、奶瓶盖、奶瓶夹等放入上层托盘

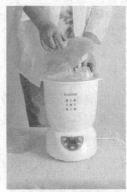
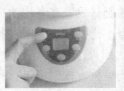
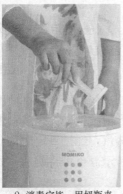

7. 盖上消毒锅的盖子

8. 接通电源，在操作面板上打开开关，设置消毒和烘干功能

9. 消毒完毕，用奶瓶夹夹出消毒好的奶瓶盖

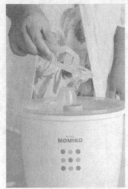
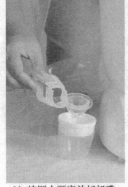

10. 用奶瓶夹夹出奶嘴

11. 按图上顺序放好奶嘴

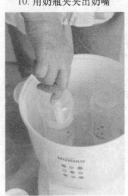
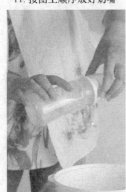

12. 取下上层托盘，用奶瓶夹夹出奶瓶

13. 存放在适当的地方备用

图 3—4　使用消毒锅对奶瓶进行消毒

【达标标准】

·喂奶时，腰背、手臂、手腕不疲劳。

·新生儿能有效吸吮。

【注意事项】

·人工喂养时要避免配方奶温度过高，烫伤新生儿，或因奶嘴滴速过快导致新生儿发生呛奶。

·要严格按照奶粉外包装上建议的比例用量冲调奶粉。

·对奶瓶进行消毒时，必须将奶瓶盖打开，拆开奶嘴和奶瓶盖，开口朝下放置，以保证奶瓶、奶嘴都能够充分地灭菌消毒。

·必须用奶瓶夹取出消毒好的奶瓶和奶嘴，不能用手去拿，否则就失去了消毒的意义。

【相关知识】

·新生儿食量因生长阶段不同而逐渐增加，新生儿1～2周大时一般每次吃奶60～90毫升，3～4周大时每次100毫升，以后再酌量增加，新生儿食量各不相同，存在个体差异，一日总量按照每公斤体重150～200毫升计算。

·两次喂奶中间适当给新生儿补充水分（多选择白开水），水量以不超过奶量为宜。

·喂奶时，产妇应该尽可能多地与新生儿进行目光交流，和宝宝说话，培养母婴感情。

·若喂配方奶时间长，奶水渐凉，中途应加温至所需温度再继续喂奶。

·由于新生儿体质存在个体差异，有些新生儿吃配方奶的时候，偶尔会出现过敏现象，所以应根据新生儿的不同情况选择不同的配方奶。如果确认牛奶过敏，就应该选择其他代乳品。

模块三　混合喂养指导

【操作方法】

1. **怎样判断母乳是否够吃**

判断母乳是否够吃主要有四条标准。

其一，看新生儿母乳喂养后能否安静睡眠 30 分钟以上。

其二，看新生儿的大便性状是否为金黄色糊状，排便次数是否为每天 2～6 次。

其三，看新生儿的排尿次数，是否每天约 10 次。

其四，看新生儿体重增长情况，是否每天增长 30～50 克，是否第一个月体重增长 600～1 000 克。

2. **什么时候适合添加配方奶**

根据母乳是否够吃的四条标准，如果判定母乳确实不够吃，那就应该添加配方奶，但是如何添加配方奶需要特别注意。每次哺乳都需要先喂母乳，然后再添加配方奶，不能间隔性地添加配方奶，即一次母乳一次配方奶，这是错误的添加方法。只有每次都喂母乳，才能促进母乳量的增加。

3. **对于母乳不足已经添加配方奶的产妇，还可以通过逐渐减少配方奶用量以达到完全母乳喂养**

母乳不足时每次添加配方奶的数量需要月嫂根据喂养情况灵活掌握。开始时可以适当选择中间量，如 60 毫升，如果感到不够，则可以增加奶量；如果有剩余，就可以减少奶量。随着每次先哺喂母乳然后再添加配方奶，母乳量会逐渐增加，此时就可以根据喂养的具体情况逐渐减少配方奶的数量，随着逐渐减量，最后直至完全母乳喂养。

这一过程是逐渐的。月嫂应该密切关注母乳喂养和新生儿接受的情况，逐渐地调整好奶量，减少配方奶，增加母乳，最后达到完全母乳喂养。

【达标标准】

经过调整最后达到完全母乳喂养。

【注意事项】

混合喂养中一定要先喂母乳后添加配方奶。

模块四 溢奶处理

【操作方法】

1. 溢奶时处理

新生儿溢奶时，月嫂需及时清理新生儿口腔及鼻腔中溢出的奶。

·如果新生儿为仰睡，溢奶时可先将其侧过身，让溢出的奶流出来，以免呛入气管。

·如果新生儿嘴角或鼻腔有奶流出，应首先用干净的毛巾把溢出的奶擦拭干净，然后把新生儿轻轻地抱起来，按拍嗝时的体位（竖抱）轻拍其背部一会儿，待新生儿安静下来（睡熟）再放下。

2. 溢奶后处理

溢奶后要清洗擦拭过奶的毛巾及被溢出的奶弄湿的新生儿衣服、小被褥等，清洗以后，晾干备用。

【达标标准】

新生儿溢奶少，无呛奶现象发生。

【注意事项】

·每次喂完奶后均应拍嗝，时间长短因人而异。新生儿每次吃完奶后以右侧卧为宜。

·溢奶后一定要及时清理干净口腔及鼻腔中溢出的奶，以防吸入气管。

·喂奶前尽量避免新生儿大哭，大哭易使空气进入胃内，更容易引起溢奶，故应先让新生儿安静下来再喂奶。

【相关知识】

·溢奶与呛奶是两个概念，需要区分开来。溢奶是由于新生儿胃部发育不够完善而出现吐奶的生理现象；呛奶是新生儿溢奶以后奶液呛入气管，以致呼吸道阻塞甚至窒息的危险情况，需要立即紧急处理。月嫂需要掌握呛奶的紧急处理方法（详见意外伤害防范）。

· 新生儿因其胃呈水平位，贲门括约肌发育不完善，所以容易发生溢奶，并且难以完全避免，因此一定要注意护理，避免呛奶的发生。

· 人工喂养或混合喂养的新生儿因需用奶瓶吃奶，容易吞入空气，比纯母乳喂养的新生儿更易发生溢奶，故应在喂完奶后多拍一会儿，尽量使吸入胃内的气体排出。

模块五　给新生儿穿衣服和脱衣服

【操作方法】

1. 给新生儿穿衣服

（1）穿开衫。先将衣服平放在床上，让新生儿平躺在衣服上，将他的一只胳膊轻轻地抬起来，伸入袖子中，把衣服褶皱的地方拉平，抬起另一只胳膊，将手伸入袖子中，拉出胳膊，再将衣服带子系好就可以了，如图3—5所示。

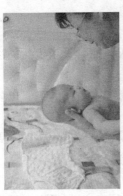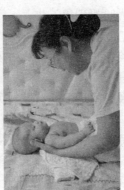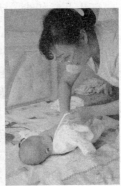

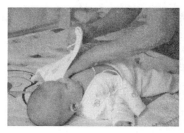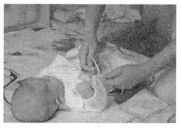

图3—5 给新生儿穿开衫

（2）穿裤子。穿裤子时，月嫂的手从裤管中伸入，拉住小脚，将裤子向上提，即可将裤子穿上，如图3—6所示。

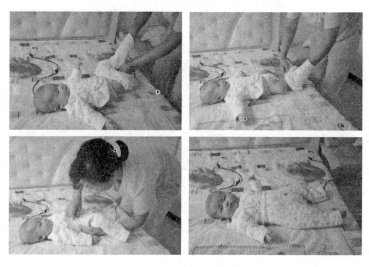

图3—6 给新生儿穿裤子

（3）穿连衣裤。先将连衣裤扣子或带子解开，平放在床上，让新生儿躺在上面，先穿裤腿，再用穿上衣的方法将手穿入袖子中，然后扣上所有的扣子或系上带子即可。

2. 给新生儿脱衣服

把新生儿平放在床上，解开上衣的扣子或带子，掀开一侧衣襟。一只手抬起新生儿的一只胳膊，另一只手从其腋下伸进去握着其肘部，使肘关节弯曲，然后轻轻地把胳膊拉出来。用同样的方法脱去另一侧的袖子。最后，一只手将新生儿轻轻托起，另一只手将上衣抽出。裤子脱起来比较容易，不再讲述。

【达标标准】

新生儿感觉舒适。

【注意事项】

· 给新生儿穿衣服和脱衣服时动作要轻柔。

· 根据气温变化增减衣物，避免宝宝过热或受凉。

模块六　安排新生儿睡眠

【操作方法】

1. 合适的盖被

宝宝睡觉时，应根据气温变化选择薄厚适中的被子，被子外面用一条带子轻轻系上即可。

2. 舒适的体位

一般以仰卧位为宜，新生儿的枕头不能太高，可用毛巾折叠当作枕头，一般厚度为1～2厘米。

3. 避免"睡颠倒"

初生宝宝不能区别白天与黑夜，常有宝宝白天睡得多，夜里哭闹，此时可采取的方法如下。

（1）尽量减少夜间喂奶次数。

（2）夜间喂奶或更换尿布后使宝宝平躺，不让其玩耍。

（3）如果宝宝下午连续睡眠3～4小时，应将他叫醒并与他玩耍，以保证夜间的睡眠。

（4）不要养成必须抱着、摇晃着才能入睡的习惯，只需给宝宝创造一个安静的环境即可。

【达标标准】

新生儿睡眠时间达到要求，能够规律睡眠。

【注意事项】

·新生儿睡觉不要养成抱着睡的坏习惯,给今后的护理增加难度。

·新生儿睡觉不宜抱着摇晃,不宜用摇车,以免损伤新生儿娇嫩的大脑。

【相关知识】

新生儿从睡眠到觉醒有一定规律,大致可分为 6 种意识状态,分别是安静睡眠、活动睡眠、瞌睡、安静觉醒、活动觉醒和哭。有时新生儿在睡眠的时候手足会突然抖动或者一惊,这不是抽风,是正常的睡眠现象。有时也会"吭吭"几声,动动身体,这也不是问题,不过是睡累了换个姿势,是正常的睡眠现象。

模块七 眼部保健护理

【操作方法】

1. 新生儿眼部保健

(1)新生儿的眼睛对强光很敏感,照相、摄像要避免使用闪光灯。

(2)新生儿洗澡时常用的浴霸一定要选乌光的。因为洗澡的时候新生儿面部向上,眼睛看到的是浴霸的强光,因此必须使用乌光浴霸,或者把浴霸的强光用纸张遮蔽,以避免损伤新生儿的眼睛。

(3)在给新生儿晒太阳的时候,要注意遮住孩子的眼睛,避免强烈的阳光刺伤孩子的眼睛。

(4)为早期训练新生儿视觉能力给新生儿悬吊响铃玩具时,高度应掌握在 20 厘米左右。

2. 新生儿眼部护理(见图 3—7)

(1)要用专用的清洁毛巾和流动水给新生儿洗脸和清洁眼部,不要用手直接触摸新生儿的眼睛,以免病原菌侵入眼睛。

（2）如果新生儿眼部有分泌物，可以用消毒棉球蘸水清洁眼部，也可以用小毛巾折叠成三角状，分次擦去眼部分泌物。

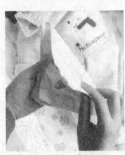 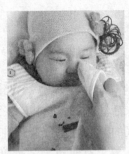 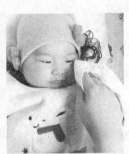

1. 小毛巾可以折叠成三角状，擦拭一次，翻过去一层，这样可以保持小毛巾的干净

2. 擦净眼睛内眦（内眼角）的分泌物，不能直接擦到外眦（外眼角）

3. 更换小毛巾干净的部分以后，再擦净眼睛外眦的分泌物

图3—7　新生儿眼部护理

3. 新生儿眼部炎症的护理

（1）新生儿眼部如果出现很多脓性分泌物，并伴有眼睑红肿、结膜充血，首先应该到医院就诊，及时做出正确的诊断，以便对症治疗。

★ 提示　滴眼药水时，眼药水瓶一定不要碰到孩子的眼睛。

（2）新生儿眼部炎症需要由医生诊断开药，如果需要滴眼药水，应按照正确的方法操作。具体方法是洗净双手，然后用清洁棉球蘸水擦拭掉分泌物，在眼睛内眦或外眦处（也就是内眼角和外眼角处）各滴一滴眼药水，一般每天2～3次。

【达标标准】
·通过眼部保健，尽可能使新生儿不发生眼部炎症。
·能给已经发生眼部炎症的新生儿清洁眼部和滴眼药水。
【注意事项】
·给新生儿清洗眼部时一定要洗干净双手，小毛巾等物品一定要清洁、专用。

·沾有分泌物的棉球等一定不要乱放、乱扔，避免造成再次污染。

【相关知识】

·新生儿眼炎表现为结膜充血、有脓性分泌物，睡眠时分泌物可结成痂，粘住上下眼睑，以致睁不开眼。应该及时请医生诊治，并正确点药和护理。严重的眼炎可致角膜溃疡甚至穿孔引起失明。

·如果产妇患有淋病，在分娩时新生儿可能会经由产道感染淋球菌眼炎，此时新生儿眼部症状比较严重，应该及时到医院就诊，以免贻误病情给孩子带来不可挽回的严重后果。

·当新生儿单眼或者双眼出现不断流泪的情况，总是泪眼汪汪时，应该考虑是否是因为鼻泪管不通造成的，应及时到医院就诊。

模块八 臀 部 护 理

新生儿的臀部皮肤和其他部位一样娇嫩，无论是尿便的刺激，还是使用旧布改成的尿布的刺激，还是用洗衣粉泡洗的尿布上残存的洗衣粉的刺激，都有可能刺激臀部皮肤而致臀红尿布疹，应该予以注意。

【操作方法】

1. 纸尿裤的选择和更换方法

选用纸尿裤时，应选择透气性好一些的，一般2～3小时更换一次。使用纸尿裤虽然比较简单省事，但一定要及时更换，才能预防臀红的发生。一般当纸尿裤湿了的时候，纸尿裤上面的标识会变颜色，如图3—8所示，这时候就需要更换纸尿裤。更换的方法如图3—9所示。

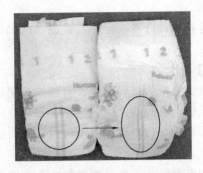

图 3—8　纸尿裤上的标识变颜色

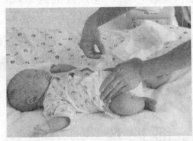

打开脏的纸尿裤，谨防胶条粘到宝宝的皮肤

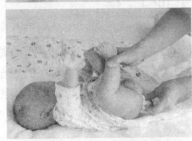

擦干净宝宝的臀部

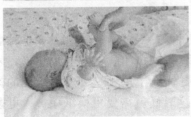

撤出脏的纸尿裤

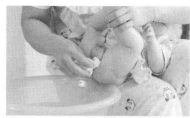

用清水清洗宝宝的臀部

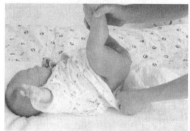

更换干净的纸尿裤，首先注意分清纸尿裤的前后，然后单手提起新生儿双腿，将纸尿裤后片放在新生儿臀下

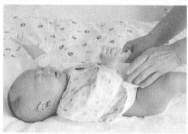

将两腿中间的纸尿裤向上拉至腹部

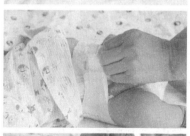

粘贴好两侧的粘条，将纸尿裤固定在脐下，注意不要太松也不要太紧，腹部与尿兜或纸尿裤间维持能插入一指的松度即可

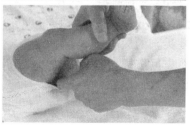

整理好大腿边缘的纸尿裤，让宝宝更舒适，同时防止侧漏

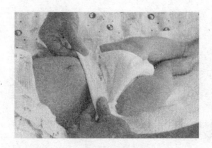

折叠纸尿裤边缘，使其不遮盖脐部，避免尿湿的纸尿裤淹到脐部

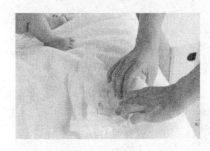

把换下来的纸尿裤折叠卷起

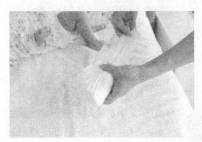

把换下来的纸尿裤两侧粘贴好，丢弃到污物桶

图 3—9　更换纸尿裤的方法

2. 尿布的使用方法

当前，使用尿布也是新妈妈的一种选择，选择合适的尿布，再配上尿布兜，也可以收到好的效果。一般选用透气性好的纯棉布或豆包布，不过不论是买来的尿布还是自己家里裁制的尿布，都需要折叠好，每次换完尿布应按常规给新生儿涂擦护臀霜或鞣酸软膏。尿布的使用方法如图 3—10 所示，月嫂必须掌握。

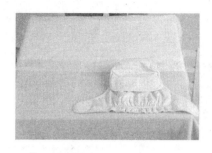

准备好物品，包括尿布兜、隔尿垫巾和尿布

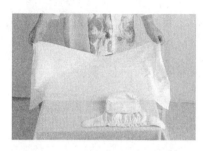

将长方形尿布打开，准备折叠

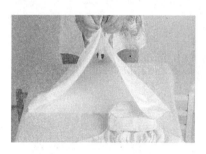

将长方形尿布对折

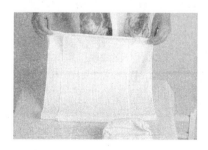

把尿布按照图上方向，再次对折

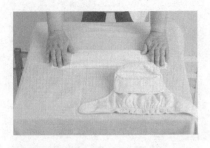

再对折，直至尿布呈与尿布兜宽度相当的长条状

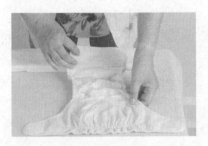

摆平长条尿布后，打开尿布兜

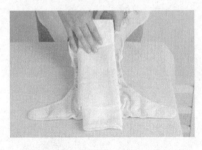

把折成长条形的尿布放在尿布兜上

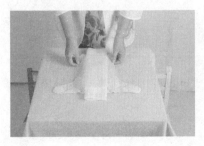

把隔尿垫巾放在尿布上，隔尿垫巾的作用主要是防止宝宝便便后尿布不好洗

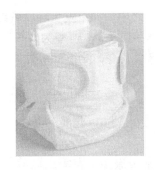

整理好的尿布兜如左图所示

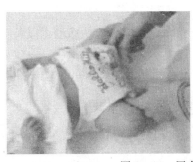

参照更换纸尿裤的方法给宝宝换上尿布
兜，并整理好尿布兜与大腿和腹部的空
隙，使宝宝感觉舒适

图 3—10　尿布的使用方法

★ 提示　不宜长期过多使用湿纸巾擦拭宝宝臀部，尤其
是女婴的会阴部，以免发生阴唇粘连。

3. 大便后处理

新生儿大便后应及时更换纸尿裤，以免尿便刺激臀部皮肤发
生臀红尿布疹。处理方法为先用清洁的温水清洗臀部，外出时或
者不方便的情况下，要用湿纸巾擦拭。

如果新生儿为女婴，洗臀部时应用水由前向后淋着洗，以免
污水逆行进入尿道，引起感染。女婴还应注意清洗会阴部分泌物。

4. 小便后处理

一般新生儿小便后不需每次清洗臀部，以避免破坏臀部表面
的天然保护膜，容易发生臀红尿布疹。

5. 臀红的护理

臀红是尿布疹的初期表现，如果臀部护理得当，就可以不发

生，即使发生了也可将其消灭在萌芽之中。如果发生轻度臀红则应多暴露使其干爽（室温保持在 26～28℃），频率为 2～3 次/天，30 分钟/次。每次暴露后涂擦鞣酸软膏，涂擦鞣酸软膏时应沿肛周呈放射状涂抹。

【达标标准】

新生儿无臀红尿布疹的发生。

【注意事项】

·每次换完纸尿裤或尿布后按常规涂擦护臀霜或鞣酸软膏，预防臀红尿布疹的发生。

·用尿布则应用纯棉布或豆包布，用完后应洗净消毒以备下次再用。

模块九 脐 部 护 理

【操作方法】

1. 脐带未脱前的护理

在脐带没有脱落前要保持脐部干燥。

（1）洗澡时可采取分部清洗的方法，即用毛巾包住孩子的下身，清洗上部，然后再清洗下部。或者在宝宝脐部盖一条干毛巾，洗时尽量避免脐部淋水，如图 3—11 所示。

（2）洗澡后用棉签蘸碘伏由脐根到脐轮依次由内向外顺时针方向擦拭消毒，如图 3—12 所示，直至脐根部分泌物完全擦净，然后穿衣物。

2. 脐带脱落后的处理

脐带脱落后，脐窝处会有些潮湿或有浆液样分泌物，可用棉签蘸碘伏擦净。药要涂在脐根部，不要涂在周围皮肤上，以免影响效果。涂药后不要用消毒纱布包扎，几天后就会干燥。

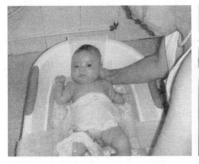
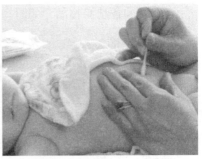

图 3—11 洗澡时避免脐部淋水　　　图 3—12 洗澡后护理脐部

【达标标准】

脐部无红肿及脓性分泌物，脐带干燥，一般能在 3～14 天自然干燥脱落。

【注意事项】

·用碘伏消毒时应由脐根到脐轮从内向外依次消毒，切忌无规律乱擦，以免污染其他清洁部位，引起感染。

·如果新生儿穿纸尿裤，应尽量避免尿裤边摩擦新生儿脐部。

【相关知识】

·脐带脱落一般在 3～14 天，但因结扎手法不同也有 20 多天才脱落的，原则上应观察脐部有无红肿、分泌物等现象，如果有则应加强护理，必要时就医。如果脐部干燥，即使脐带脱落较晚也无大碍。

·脐带未脱落前一般用碘伏清洁消毒 2～3 次/天，脐带脱落后则可改为 1～2 次/天，起到清洁脐部的作用。

模块十　给新生儿洗澡

【操作方法】

1. 洗澡前准备

（1）调节室温。室温保持在 24～26℃，如果达不到，应先开空调或其他取暖设备将房间加温。

（2）准备洗澡物品，如图 3—13 所示。

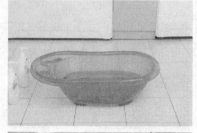

用新生儿洗澡盆倒好洗澡水，准备洗澡水要先倒凉水，后倒热水，然后再用水温计（38～40℃）或者用肘部试水温，感到不烫为适宜

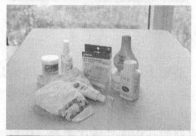

婴儿专用沐浴露、洗发液、小毛巾、纸尿裤、爽身粉、护臀霜、碘伏、消毒棉签等

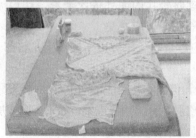

铺好包被（或浴巾），打开内衣，铺放在平台上

图 3—13　准备洗澡物品

2. 洗澡过程（见图 3—14）

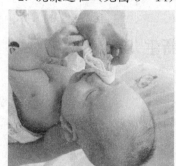

先洗头部，用小毛巾擦拭眼角

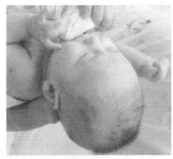

用小毛巾擦鼻子

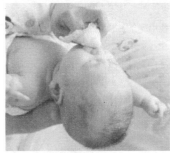

用小方巾洗嘴角

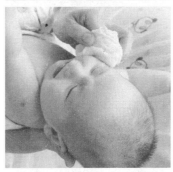

用小方巾擦脸颊

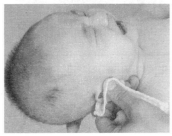

用小方巾擦耳朵

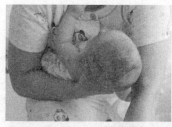

用手捏住两侧耳朵，避免冲洗头发时耳朵内进水

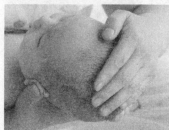

使用适合宝宝用的洗发液少量进行涂擦，涂擦中要注意不要按压宝宝的囟门

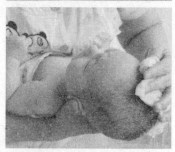

用清水冲洗头部，注意避免耳朵进水

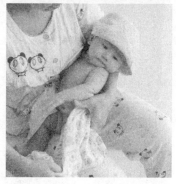

擦干宝宝头发，用毛巾盖住头部，撤去包裹浴巾

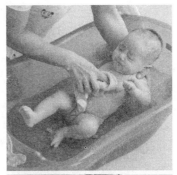

用前臂垫于新生儿颈后部，拇指握住新生儿肩部，其余四指插在腋下，另一只手托住臀部，先将新生儿双脚或双腿轻轻放入水中，再逐渐让水慢慢浸没臀部和腹部，抽出托住臀部的手，撩水，洗宝宝的前身，先洗颈部和躯干，再洗四肢

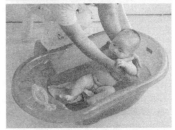

托住宝宝的头颈部，准备将宝宝翻过身来

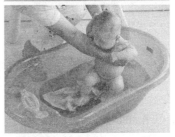

扶起宝宝，使其向前趴在前臂上

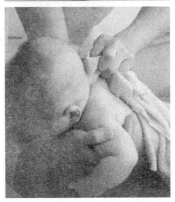

翻过身后一只手托住宝宝，另一只手用水从上向下清洗后背

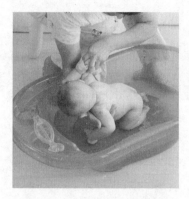

冲洗胳膊

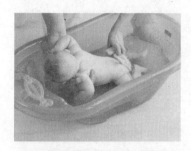

冲洗臀部和大腿，一定要托住宝宝头部，不能沾水，让宝宝感到安全

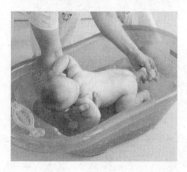

清洗宝宝的小腿和小脚丫

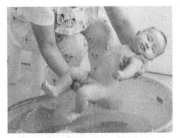

将洗干净的宝宝抱出澡盆，放在干浴巾上，让干浴巾迅速吸干身上水分（切勿用力擦拭）

图 3—14　洗澡过程

3. 洗澡后的处理

· 用消毒棉签常规处理脐部，保持干燥清洁（详见脐部护理）。

· 在双手上涂抹润肤油，开始为新生儿做抚触（详见新生儿抚触）。

· 在皮肤皱褶处撒上爽身粉，穿好衣服，垫好尿布。

【达标标准】

新生儿皮肤清洁，无感染发生。

【注意事项】

· 避免洗澡时室温太低而导致新生儿受凉，洗澡时间掌握在 5～10 分钟。

· 倒水时应先放凉水，后加热水，以免烫伤新生儿。避免一手抱孩子一手倒水。

· 扑爽身粉时要先倒少许在手上再擦拭，避免造成粉尘影响新生儿呼吸。爽身粉一定不要涂撒于外阴，特别是女婴。要尽量选择粉盒状爽身粉，使用粉扑擦拭。

· 新生儿洗澡不要用力擦拭以免损伤皮肤，注意观察新生儿全身情况，早发现问题早处理。

· 新生儿皮肤有湿疹时不要用肥皂，只用清水洗即可。

· 洗澡时，应保持微笑，并和新生儿说话，增加感情交流。

· 新生儿一般不需要使用浴液、香波等洁肤品和油性护肤品，如果发现宝宝的皮肤非常干燥，可在干燥部位用少量不含香料的宝宝专用润肤油进行涂擦，切忌使用成人护肤品。

模块十一　新生儿抚触

【操作方法】

1. 抚触前准备

（1）抚触时室内温度以 28℃ 左右为宜，不要有对流风，保持安静，光线自然，可为新生儿播放优美的音乐。

> ★ **提示**　新生儿洗完澡后、睡前或饭后 1 小时左右是抚触的好时机。

（2）选择一个柔软平坦的台子或床，清洗双手，摘掉手表、戒指等饰物，涂抹润肤油，双手对掌摩擦均匀，如图 3—15 所示。

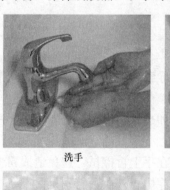
洗手

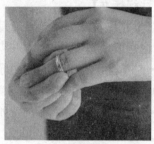
摘饰物

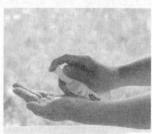
涂抹润肤油

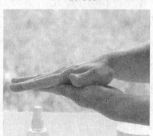
对掌摩擦均匀

图 3—15　抚触前准备

2. 抚触方法（见图 3—16）

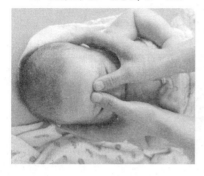

将双手拇指放在新生儿双眉中心，其余
四指放在新生儿头的两侧

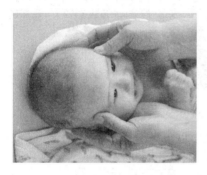

拇指从眉心向太阳穴的方向进行按摩

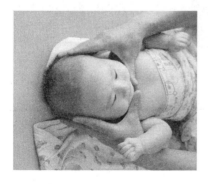

双手的拇指放在新生儿下颌正中央，其
余四指置于新生儿脸颊两侧

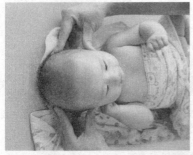

双手拇指向外上方按摩至双耳下方

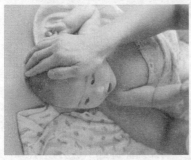

左右手交替动作，用手的前指肚部位从头部前发迹滑向后脑直至耳后，注意不要按压囟门

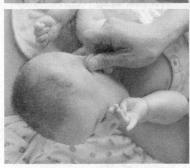

捏捏宝宝的小耳朵

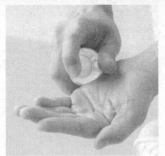

再倒上一点抚触油

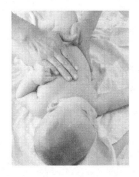

双手放在新生儿胸前左右肋部，右手滑
向左上侧，按摩至新生儿左肩部，此后
换左手按摩至右肩部，注意绕过乳头

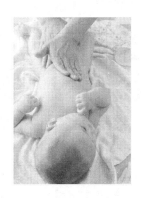

右手放在新生儿腹部右下方，沿顺时针
方向做圆弧形滑动

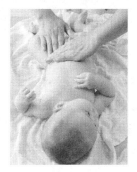

左手紧跟右手从右下腹部顺时针做弧形
按摩

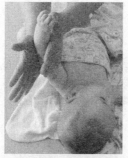

双手握住新生儿一只胳膊，沿上臂向手腕的方向边挤压边按摩，再滑到手掌、手指

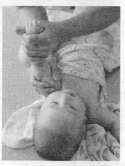

做完一只手臂，换另一只手臂。同样沿上臂向手腕的方向边挤压边按摩

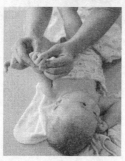

滑到手掌、手指，揉掌心，沿手指根部向手指尖滑捏

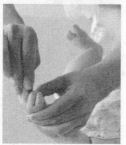

再换另一只手，揉掌心，沿手指根部向手指尖滑捏

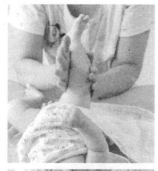

双手握住新生儿的一条腿，使腿抬起，
沿大腿到小腿边揉搓边下滑

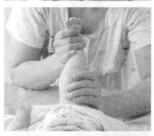

再沿大腿根部向下滑动到脚踝，边挤压
边下滑，做完一条腿，再做另一条腿

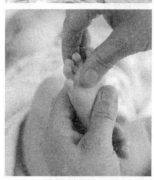

揉捏脚心，再到脚掌脚趾

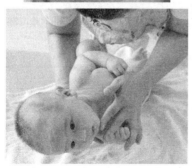

一手托住宝宝后颈部，一手扶住前胸，
给宝宝翻个身

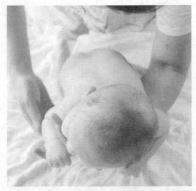

翻身后，让宝宝两只胳膊屈曲前伸成俯卧状

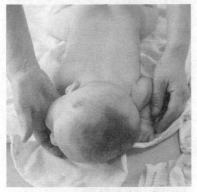

让宝宝面部侧向一方，以避免压住口鼻而影响呼吸

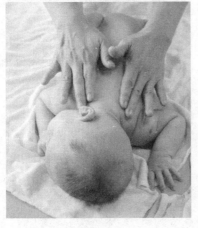

双手平行放在新生儿背部沿脊柱两侧，向外侧滑触

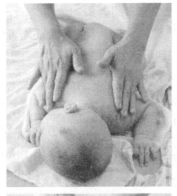

抚触背部要从上至下依次进行

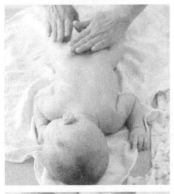

在宝宝腰骶部顺时针轻揉

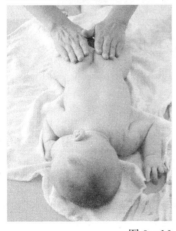

双手放在新生儿臀部两侧，做弧形滑动

图 3—16　抚触方法

以上动作每个重复四遍。操作中要不间断地和宝宝交流，温柔地与宝宝说话，让宝宝感受到抚触的快乐。抚触全部动作应在10 分钟之内完成，每天做 1～2 次即可。

抚触后及时给宝宝穿好纸尿裤和衣服。

【达标标准】

抚触过程中新生儿表情愉悦，无哭闹、吐奶现象发生。

【注意事项】

·抚触不是按摩，只是触摸肌肤，所以一定不要太用力，特别是按摩背部时，注意避免损伤脊柱。

·一旦新生儿哭闹，不愿意继续，应立即停止抚触。如果新生儿患病，身体不适可暂停抚触。

【相关知识】

新生儿抚触是用双手对宝宝的全身进行有顺序的温柔的抚摸，让对皮肤的良好刺激传导到中枢神经系统，以产生积极的生理效应。每天给新生儿进行科学和系统的抚触，可以有效地促进新生儿的神经发育，改善睡眠状况，提高机体的免疫力，促进宝宝健康成长，新生儿抚触还能增进父母与宝宝之间的情感交流，促进宝宝的心理健康成长。

模块十二　新生儿被动操

【操作方法】

1. 做操前的准备

（1）做被动操时居室温度以 28℃ 左右为宜，室内不要有穿堂风。

（2）剪短指甲，摘掉手上的饰物，以免划伤新生儿。

（3）洗净双手，保持双手温暖，脱掉新生儿多余的衣服（穿一件贴身的内衣即可）。

新生儿被动操应选择在喂奶后1小时左右进行，不要在过饥或过饱的情况下进行，一旦宝宝哭闹，应该立即停止。

如果能放一些轻柔的音乐，能让气氛更加良好而舒适。

2. 做操步骤（见图3—17）

新生儿、婴儿被动操分为扩胸运动、伸展运动、屈腿运动、抬腿运动、转手腕、转脚腕、翻身等。预备动作是将宝宝双臂放在身体两侧。

第一节　扩胸运动

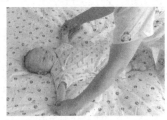

握住新生儿的双手，令双臂打开平伸于身体两侧

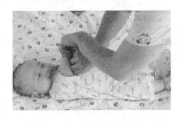

令双臂屈曲于胸前

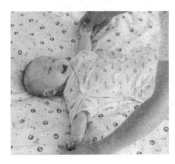

双臂打开，平伸于身体两侧。让宝宝做操时保持精神愉悦

第二节　伸展运动

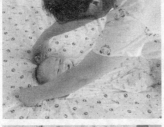

握住新生儿的双手，两臂打开，左右平
伸，然后将新生儿双手上举至头两侧

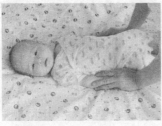

双臂慢慢放下至身体两侧

第三节　屈腿运动

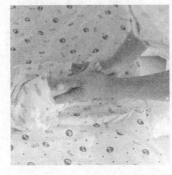

握住新生儿的一双小腿，令膝关节上
抬，并屈曲呈 90°

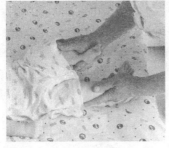

双腿呈蹬车状，再慢慢伸直并拢

第四节　抬腿运动

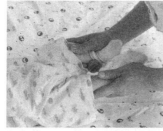

握住新生儿的一双小腿

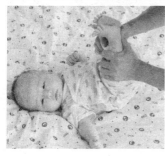

双腿伸直至与身体成 90°，然后慢慢放下

第五节　转脚腕

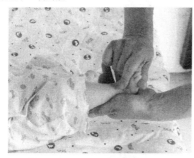

一只手握住新生儿一侧的小腿，另一只手握住新生儿的脚心

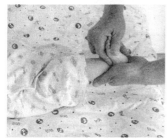

沿顺时针和逆时针方向缓缓转动，转完一只脚后换另一只脚

第六节　转手腕

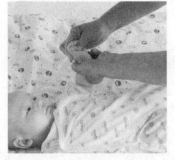

一只手握住新生儿的前臂，另一只手握住新生儿的手掌

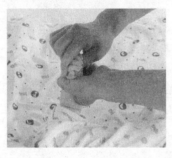

沿顺时针方向慢慢转动掌心，再沿逆时针方向缓缓转动

第七节　翻身

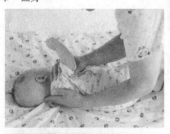

一只手托住宝宝的后颈部，另一只手握住宝宝一侧的胳膊根部

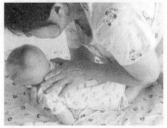

小心地将宝宝翻过身

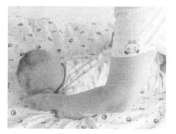把宝宝头部偏向一侧，避免压迫口鼻而影响呼吸。最后把宝宝双臂屈曲前伸成俯卧位，30秒到1分钟后翻身成仰卧位

图3—17　新生儿被动操的步骤

上述每个动作重复四遍，做操时间不宜超过15分钟，每天做两次即可，做操后给宝宝换上干净尿布，穿上做操时脱下的衣服。

【达标标准】

新生儿不哭闹，无吐奶现象发生，表情欢愉。

【注意事项】

做操时，手法一定要轻柔和缓，并始终微笑地注视着新生儿的眼睛，把爱传递给幼小的宝宝。

【相关知识】

新生儿、婴儿被动操能够放松宝宝紧张的肌肉，长期坚持做操不仅能够促进宝宝动作能力的发展，提高对外部环境的适应能力，还能够促进神经的发展，使宝宝无意无序的动作逐步发展成为有目的的协调动作，为思维能力打下基础，从而促进宝宝的智力发育。

模块十三　新生儿生理性黄疸处理

【操作方法】

1. 月嫂入户之初，在了解一般事情后，应主动询问新生儿从出生到出院的一些情况，如出生日期、出生时情况等，或直接要求看一下新生儿的出院记录，从而了解新生儿的基本健康状

况，以免造成工作中的疏漏。

2. 每天仔细观察新生儿巩膜、皮肤、黏膜、手脚心的颜色变化及新生儿精神状况，并做好记录，发现异常及时通知产妇及其他家人。

3. 如果发现新生儿巩膜、皮肤或黏膜发生黄染（皮肤黏膜发黄），而睡眠及精神状态良好，吃奶正常，大小便正常，则可建议产妇适量增加液体摄入，以使新生儿得到足量的水分而改善代谢；若产妇饮水量足够，新生儿仍轻微黄染，则鼓励产妇继续母乳喂养。

4. 对于纯母乳喂养的新生儿，若黄疸持续不退，而一般情况良好，那么还可以采用在室内晒太阳的方法，在避免阳光直射新生儿眼睛的情况下，尽量裸露身体，让阳光照射（不必担心有玻璃隔开），这里主要是利用阳光可见光中的蓝光。每天晒太阳两次，一次 20～30 分钟，退黄效果也很好。

5. 对于纯母乳喂养的新生儿，若黄疸持续，除巩膜、皮肤及黏膜外手脚心亦出现黄染，但精神良好，吃奶及大小便无明显异常，则建议停止母乳喂养 2～3 天，待黄疸减轻后再继续喂母乳（其间以奶粉代替），或者向保健医生咨询。

6. 若新生儿巩膜、皮肤、黏膜及手脚心均黄染且迅速加重，伴有烦躁哭闹或精神萎靡、拒乳或大便发白等异常，应建议家长立即带宝宝就医。

7. 生理性黄疸比较重时的处理。口服茵栀黄，根据医嘱进行；晒太阳，注意遮住新生儿的眼睛。

【达标标准】

平稳度过黄疸期，无意外。

【注意事项】

·大部分新生儿生理性黄疸于出生后 2～3 天出现，4～6 天最重，10～14 天自然消退，也有少部分可持续 3～4 周，以早产儿多见。因此，若新生儿黄疸持续超过 4 周，应建议带宝宝就医。

注意在自然光照下观察新生儿，以免因光照影响判断。

·若新生儿为重症黄疸（出生后 24 小时内出现，程度严重，血清胆红素超过 255 微摩尔/升），已在医院治疗好转后返家（通过入户之初的了解即可得知），则黄疸程度是逐渐减轻的，若黄疸消退后又出现或进行性加重，并伴有精神症状（也可不出现精神症状），则建议产妇及其他家人及时带宝宝就医。

·建议做好观察日记，一方面帮助月嫂做好判断，另一方面有利于月嫂积累经验。

【相关知识】

新生儿生理性黄疸产生的原因主要有两方面。一方面，是由新生儿胆红素代谢的特点所决定的，胎儿出生后由于血氧分压突然升高，红细胞破坏很快，产生较多胆红素，而新生儿肝酶活力低，无法清除过多的胆红素，因而发生黄疸；另一方面，新生儿黄疸多发生于母乳喂养的宝宝，由此可见，母乳中的化学物质是引起新生儿黄疸的又一原因，但这种黄疸多为生理性黄疸，对新生儿没有危害，应鼓励产妇继续母乳喂养。

模块十四　新生儿五项行为训练

【操作方法】

1. 大动作能力训练

进行新生儿抚触及被动操。

2. 精细动作能力训练

新生儿精细动作能力训练主要是手的灵活性的训练，可让新生儿多握成人的手指或自制小棉条、小玩具等，不定时地将其放于新生儿手中抓握。（从新生儿手中取出小玩具等时，可轻触其手背，新生儿会自动放手。）

★ **提示** 让新生儿在清醒时先独处一会儿，再同其交流，新生儿会更积极的回应，获得更大的愉快感。

3. 言语发展训练

新生儿具备了笑和发音的能力，可在新生儿安静觉醒时，与其面对面，距离20厘米左右（见图3—18），用轻柔、舒缓、清晰、高音调的声音与新生儿讲话（见图3—19），内容可以是儿歌、诗词或安抚性的交流等。持续一会儿，可见新生儿肢体活动增加，出现微笑等愉快反应。

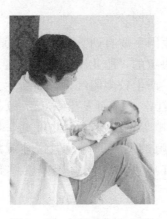 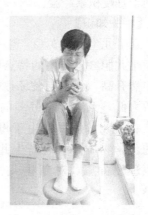

图3—18 与新生儿20厘米 　　图3—19 与新生儿讲话
　　　　距离交流

4. 社会适应行为训练

新生儿对脸谱性的图形及人脸有与生俱来的敏感和喜爱，可多给其看脸谱型挂饰或与其面对面（距离20厘米左右）交流，使其形成对自身以外的人的认识。

5. 感知觉训练

（1）视觉。在婴儿床正上方20厘米左右挂一些鲜艳的、色彩分明的大一些的图片或玩具，以促进视觉能力发展。

（2）听觉。可在新生儿安静觉醒、活动觉醒或睡眠时播放一些轻柔、舒缓的音乐（以古典音乐为佳），也可播放儿歌、诗词朗诵等。

（3）触觉。对新生儿进行抚触及精细动作训练。

【达标标准】

新生儿生长发育测评达到或超过正常水平。

【注意事项】

·以上操作方法不固定，应视新生儿情绪及生活规律灵活操作。

·以上操作方法为统一整体，可多项同时进行，如做抚触时，可同新生儿讲话，播放音乐等。

·新生儿室内不必过于安静，维持正常环境即可，但应避免噪声。

·不要给新生儿过度的视听刺激，如播放音乐每次 20～40 分钟，每天 3～4 次即可，也不要不停地同新生儿说话，应留给新生儿独处的时间。

模块十五　新生儿用品的选择、清理与消毒

【操作方法】

1. 新生儿用品的选择与清理

（1）衣服的选择与清理。指导产妇购买时首先要注重材质，最好选择柔软舒适的棉质内衣裤，不要给新生儿买人造纤维衣物；样式要选择易于穿脱的，不带纽扣的开身和尚衫最适合新生儿。新生儿的衣服应有单独的储物箱存放，便于存取，保持衣物清洁。

（2）被褥的选择与清理。指导产妇应单独准备婴儿床及床上用品。婴儿床应有护栏，安全为主，避免新生儿磕伤或碰伤，甚至从床上掉到地上。床上用品以棉质为主，设计简洁、透气性好为首选，应经常更换，保持清洁。

（3）奶具的选择与清理。指导产妇至少购买不同大小的奶

瓶两个（一个喂水，另一个喂奶或储存母乳），奶具数量可酌情增加。喂完奶或水后，应及时彻底清洗奶瓶，避免细菌滋生。

2. 新生儿用品消毒指导

（1）衣服、被褥的消毒。指导产妇将新生儿的衣服、被褥分开，按适当的比例用专业消毒水浸泡衣物 10～20 分钟。然后用适当洗洁剂去除奶渍、污渍。最后用清水清洗，直至无泡沫，并置于阳光下暴晒至少 1 小时。

（2）奶具的消毒。将清洗干净的奶具放置在专用消毒锅内，蒸汽消毒 10～15 分钟（注意将奶嘴拧下），或将奶瓶、奶嘴放入铁锅里煮沸消毒 10～15 分钟，如果中途放置其他奶具，需重新计时。具体方法可参照本单元模块一奶具消毒相关内容。

【达标标准】

·衣服、被褥清洁卫生，不发霉，无螨虫产生，新生儿无皮肤疾患出现。

·奶具清洁卫生，新生儿喂奶后无鹅口疮出现，无因不净食物引起的消化系统疾患。

【注意事项】

·避免将新生儿衣物和成人衣物混合洗涤，一定要分开洗涤，进行消毒处理。

·新生儿衣物不能放在存有樟脑或卫生球的衣柜。

模块十六　护理新生儿的其他技能

【操作方法】

1. 测体温

（1）取体温计，先将水银柱甩到 36℃ 以下，然后把体温表表头放在新生儿腋下，用手轻轻压住新生儿上臂使其将体温表夹紧，测量时间为 5 分钟。

★ **提示** 新生儿在穿衣盖被方面应注意适度，尤其不应该穿盖太多。

（2）取出后读表。旋转表身见到水银柱，再看刻度，读出刻度数。正常新生儿体温在 36.5～37.5℃。

（3）新生儿期应该注意监测体温，每日不少于 2 次。

2. 测呼吸和心率

（1）正常新生儿呼吸次数为 40～45 次/分钟，测量方法是可以轻轻打开新生儿的包被，露出胸腹部，观察新生儿呼吸时上腹部的起伏，一起一伏为 1 次呼吸。

（2）正常新生儿心率波动大，为 100～160 次/分钟，测量方法为切脉法，按在新生儿手腕上的挠动脉或者颈部两侧的颈动脉，默数 1 分钟脉搏跳动次数。

3. 指（趾）甲的修剪

（1）修剪物品。婴儿专用指甲剪。

（2）修剪时间。指甲每周修剪 2 次，脚趾甲一般 1 个月修剪 1～2 次，一般在宝宝熟睡时进行。

（3）修剪时的注意事项。不宜剪得太短，以免引起甲沟炎，操作动作必须轻柔，并在修剪后仔细磨去尖利的地方，以防宝宝抓伤自己。

4. 新生儿哭闹的判断与处理

新生儿期的宝宝哭闹主要是由于饥饿和身体的不舒服。当宝宝哭闹时，首先应检查宝宝的尿布是否需要更换；如果排除此原因后宝宝仍哭闹不止，应考虑宝宝饥饿了需要喂奶。如果宝宝的哭闹声尖锐，应考虑是否有物品缠住了宝宝手指或脚趾；若宝宝没有尿湿，喂养又良好，还应注意室内温度是否过高。如果这些都正常，可试着采取下述方法给予安慰。

（1）将宝宝抱起。

（2）轻拍宝宝的背部与胸部。

（3）给宝宝唱歌或与宝宝说话。

（4）给宝宝播放轻音乐。

（5）抱着宝宝在房间四处走走。

【达标标准】

体温测量正确，会正确使用婴儿专用指甲刀，了解和掌握新生儿的生活特点。

【注意事项】

1. 当新生儿保暖过度，或者外部温度过高，或者新生儿进食水量过少，都有可能体温增高，因此，当新生儿体温超过正常状态，一般状态没有异常时，不一定都是生病了，应该注意上述几个方面的情况。

2. 在给新生儿穿衣盖被时，应该多注意避免过热的情况发生。

第四单元　疾病的预防与护理

模块一　湿疹的预防与护理

【操作方法】

1. 三个避免

·避免接触化纤衣物等容易引起过敏的物品。新生儿的衣物一定要选择柔软、舒适、没有刺激性的纯棉制品，以避免对上述物品过敏而引起湿疹。

·避免环境过热。周围环境过热可能会造成新生儿出汗，汗液的刺激以及温度高的环境易引发湿疹，或者使已引发的湿疹加重。

·避免环境过湿。周围环境过湿可能会造成新生儿湿疹发生或者加重。

2. 注意饮食

·湿疹多见于人工喂养的新生儿，牛奶中含有的异体蛋白可能造成新生儿过敏，导致湿疹的发生。因此一定要宣传和努力促成母乳喂养。

·应该指导哺乳产妇不要进食刺激性食物，以避免刺激物通过乳汁进入新生儿体内，由此增加湿疹发生的概率。

3. 注意洗浴

·对于已患有湿疹的新生儿，特别是湿疹渗出较多时，不要过多清洗患部。洗浴用水应该以温水为宜，不要用过热的水洗浴。

·给患有湿疹的新生儿洗浴时，不要使用肥皂，避免使湿疹加重。

4. 预防感染

由于湿疹发生后，局部发痒用手搔抓容易造成感染。因此要及时给新生儿剪指甲，以免抓破皮肤造成感染。

【达标标准】

· 促成母乳喂养，减少湿疹的发生率。

· 对已发生湿疹的新生儿，不发生局部感染。

【注意事项】

对患湿疹的新生儿不要乱用药物涂擦，特别是含有激素类的药物，以免产生不良反应。

【相关知识】

1. 湿疹临床表现

出生不久的新生儿面部、头皮等部位出现一些皮疹，部分孩子患部渗出液体或者脱屑，严重者会发展成疱疹，破溃结痂。

2. 湿疹病因

湿疹是一种过敏性皮肤疾病，与新生儿先天的体质有关，多见于吃配方奶的孩子。

3. 湿疹的治疗

可使用医院配制的湿疹膏等。

4. 湿疹的特点

湿疹的病程较长，有时轻，有时重，容易复发。

模块二　鹅口疮的预防与护理

【操作方法】

1. 注意观察口腔

· 鹅口疮发生在新生儿的口腔内，呈白色凝乳状附在口腔黏膜上。因此需要经常观察新生儿口腔，特别是要将鹅口疮与新生儿吃奶后残留的奶液区分开来。

·区分原则是新生儿口腔中残留奶液一经喝水就能被漱清，不再看到白色凝乳状物，而鹅口疮喝水后仍可见白色凝乳状物，而且用棉签擦拭后仍可见露出的粗糙潮红的黏膜。

2. 母乳喂养前清洗乳头

由于母乳喂养时，新生儿需要吮吸产妇的乳头，如果产妇的乳头不清洁，就有可能使新生儿口腔受到感染。因此，母乳喂养前一定要清洗乳头。

3. 人工喂养需要清洁消毒奶具

·喂养新生儿的奶具使用后，一定要清洗干净，不要留有残留物，以避免滋生细菌，污染奶具，进而感染新生儿的口腔，造成鹅口疮。

·每次给新生儿喂奶后，都要煮沸消毒奶具，或者使用奶具消毒锅进行消毒。

【达标标准】

新生儿喂奶期间，不发生鹅口疮。

【注意事项】

当看到新生儿口腔内有白色凝乳状物时，要区分白色凝乳状物是奶液残留还是鹅口疮。不要误诊。

【相关知识】

1. 鹅口疮临床表现

·鹅口疮是新生儿中的常见病，表现为口腔颊部、唇内、舌、上腭和咽部黏膜上黏附着乳白色斑点，严重时融合成片，擦去后则露出粗糙潮红的黏膜。鹅口疮多见于营养不良或腹泻的新生儿。

·病菌来自母亲产道或污染的奶具，或是由于某种疾病长期服用抗生素，多见于营养不良或腹泻的新生儿。一般无全身症状，如果感染向下蔓延，会引起食管炎，可出现呕吐，严重时会影响食欲。抵抗力差时可蔓延到胃肠，引起霉菌性腹泻，严重者可发生肠道溃疡及穿孔；向下呼吸道蔓延可引起霉菌性肺炎。这些情况虽较少见，但需提高警惕。

2. 鹅口疮的病因

鹅口疮是由白色念珠菌感染引起的疾病。

3. 鹅口疮的治疗

使用医生所开的药物涂擦。在喂奶后使用，以免吃奶将药物冲掉，按医嘱涂擦药物，直到白色斑点消失后 1～2 天。同时，每次喂奶后都要煮沸消毒奶具，产妇喂奶前要清洗奶头，防止重复感染。

模块三　消化不良的预防与护理

【操作方法】

1. 如何判断是否发生消化不良

·母乳喂养的新生儿大便在正常状态下，一般每天 2～6 次，呈金黄色糊状或比较稀。人工喂养的新生儿大便颜色为浅黄色，每天 1～2 次。如果新生儿大便如前面所述，而且一般状态好，体重增加，就属于正常现象。

如果新生儿便次增多，超过正常次数，而且大便呈稀水状，混有奶瓣，新生儿的一般状态不好，哭闹增加，体重不增，就要考虑是否发生了消化不良。

·区分方法是一看大便性状，二看大便次数，三看新生儿状态，四看新生儿体重增长情况。

2. 发生消化不良的护理

·及时调整奶量，在一两天内减少每次喂奶量，减轻胃肠道负担，但是时间不要太长，以免引起新生儿营养不良。

·尽量母乳喂养，将原来混合喂养的暂时改为单纯母乳喂养，以避免人工喂养某些配方奶引起的消化不良。

3. 消化不良的预防

·母乳喂养消化不良的发生率很低，因此，应该促成母乳喂养的成功，以减少消化不良的发生。

·人工喂养应该注意喂养方法，奶量增加不宜太多，或者突然由母乳喂养改为人工喂养。

·如果新生儿是人工喂养，奶具在使用后一定要清洗干净，避免新生儿因奶具不洁而发生消化不良。

·每次给新生儿喂奶后，都要煮沸消毒奶具，或者使用奶具消毒锅进行消毒。

【达标标准】

新生儿喂奶期间，不发生消化不良。

【注意事项】

·纯母乳喂养的新生儿大便次数多，有时甚至 1 天 10 次以上，但新生儿精神状态好，吃奶好，这种情况属于母乳喂养的生理性腹泻，是完全正常的，千万不要把这种生理性腹泻当作消化不良甚至肠炎等，甚至打针输液，用抗菌素。

·也不要把大便性状稍有改变都当作消化不良，不宜对消化不良滥用药物，一般消化不良都可以通过调整奶量、哺喂方式等方法来处理。

【相关知识】

1. 消化不良的临床表现

新生儿大便次数增多，变稀或呈水样便，或者大便中含有奶瓣；新生儿精神状态萎靡，嗜睡，吃奶不好。

2. 消化不良的病因

·一是由于新生儿胃肠道发育不够成熟，消化能力差，免疫功能低；二是新生儿生长发育迅速，食量增加快，营养需求高，胃肠道负担很重，因此容易发生消化不良。

·新生儿喂养不当容易发生消化不良，如人工喂养中，奶量增加太多或者突然从母乳喂养改为人工喂养，外环境过热、过冷都可能引起肠道功能紊乱而致消化不良。

·对牛奶过敏所致。

3. 消化不良的防治

·根本措施是预防。提倡并促成母乳喂养，母乳易于吸收，不易造成消化不良。

·适当减少奶量或者减少喂奶次数，以减轻消化道负担，但时间不宜过长，以免发生营养不良。

模块四　脐炎的预防与护理

【操作方法】

1. 脐带脱落前的护理

脐带结扎后的脐带残端一般需要 3～7 天才能脱落，因此在此阶段应该保持脐带部位的干燥和清洁，避免沾染尿液或者洗澡水弄湿脐部。

2. 脐带脱落前的处理

·每天使用蘸有碘伏的消毒棉棒清洁脐部，此时脐带尚未脱落，时而渗出水分或血液，需清洁干净。

·清洁脐部的方法是每天洗澡后擦干身体，包括脐周，一只手将脐带轻轻提起，另一只手用碘伏棉棒从脐带根部从内向外呈螺旋状向四周擦拭。

3. 脐带脱落后的处理

·脐带脱落后脐带根部仍可能有少量黏性分泌物，或者局部有些湿润。可用碘伏消毒棉棒继续清洁脐部。

·清洁脐部的方法同前，清洁后应该局部晾干。

·特别注意清洁已经呈干痂状的脐带底部，防止该部位存有脓性分泌物，未擦干净可能引起感染。

·脐带结痂快脱落的时候，有时会发生出血，血色鲜，此时清洁脐部后，要用干燥的消毒棉签擦干，次日如果脐部没有分泌物，可以不必用碘伏棉签去擦拭，因为那样往往造成刚刚结痂的伤口再次出血。

【达标标准】

在无其他感染因素的条件下，不发生脐炎。

【注意事项】

·如果发现脐带根部有脓性分泌物,有臭味或者脐带周围皮肤红肿,说明脐带有感染,脐部感染由于血运丰富,感染发展很快,容易发生败血症,应该及时提醒产妇带宝宝到医院就诊。

·脐部处理不宜使用消毒药粉,不宜使用龙胆紫。

·脐带脱落后,有时在脐轮可见一粉红色圆形小肉芽。如果肉芽发肿,应该到医院就诊。

【相关知识】

1.脐炎的临床表现

脐带周围皮肤红肿或者发硬,脓性分泌物增多,伴有臭味。轻者新生儿没有全身症状,重者新生儿可伴有发烧、食欲不佳、精神状态不好等症状。

2.脐炎的病因

·脐带是胎儿的生命线,新生儿出生以后,切断了脐带,其根部为新鲜伤口,脐带内的血管没有完全闭合,护理不当病菌即可乘虚而入,引起脐炎,如果未能及时治疗,还可能发展严重以致病菌进入血液引起败血症,甚至危及生命。

·结扎后的脐带残端一般3～7天脱落,有的需要十余天才能干燥脱落。

3.脐炎的治疗

·根本措施是预防。脐带脱落前做好护理。

·一旦发现了脐炎的症状,应该及时到医院就诊。

模块五 呼吸道感染的预防与护理

【操作方法】

1.及早发现新生儿呼吸道感染

新生儿呼吸道感染主要表现为吃奶不好,精神不好。较重的表现为呼吸急促,口周发青。如果有这些症状应该及时提醒产妇带孩子到医院就诊。

鉴别新生儿呼吸道感染轻重的方法是数新生儿的呼吸次数，如果新生儿在安静或者睡眠的情况下呼吸次数达到每分钟 50～60 次，要高度警惕新生儿肺炎的发生。新生儿正常呼吸次数是每分钟 40 次。

2. 新生儿呼吸道感染的家庭护理

很轻的呼吸道感染仅仅表现为轻微的流涕、鼻堵，新生儿其他状况良好，食欲好。此时，可以正常哺乳，但是新生儿在鼻堵的情况下容易发生呛奶，因此要在喂奶前注意清理鼻道的分泌物，喂奶也应该遵循少量多餐的原则。

3. 新生儿呼吸道感染的预防

预防新生儿呼吸道感染应该从分娩前开始，孕妇要避免呼吸道感染。孩子出生后应该注意卧室的通风换气，新生儿和产妇的房间不宜过多的人进入，特别是患有呼吸道感染的人要注意与新生儿和产妇的隔离。

【达标标准】

减少和避免新生儿呼吸道感染的发生，一旦发生应能及早发现。

【注意事项】

新生儿呼吸道感染以及严重时新生儿肺炎的临床表现大都不典型，不像大孩子呼吸道感染时表现出来的典型的较重咳嗽和发烧，而是低烧或者不烧，甚至体温低于正常。因此，应该了解呼吸道感染的不典型症状，以免贻误病情。

【相关知识】

1. 新生儿呼吸道感染以及严重时新生儿肺炎的临床表现

体温正常或者不升，哭闹烦躁或者反应淡漠，吃奶不好，容易呛奶，口周发青，口吐白沫，呼吸浅速或者不规则。

2. 新生儿呼吸道感染的病因

病因可分两种。其一为生后不久发病，大都是宫内感染或产道感染。其二为出生后一周以上或更后发病，大都是出生后与呼吸道感染的人接触传染所致。

3. 新生儿呼吸道感染的预防

·妊娠期应该避免呼吸道感染。

·新生儿时期注意室内保持不冷不热，注意通风换气，避免对流风。

·凡是患有呼吸道感染的病人不要接触新生儿和产妇。

模块六　脓疱疮的预防与护理

【操作方法】

1. 及早发现脓疱疮

在给新生儿洗澡的时候，注意孩子的颈部皱褶处、腋下、大腿根部皱褶处、腹部等部位。脓疱疮初期为小米粒大小的疱疹，内有黄色液体。如果不注意处理，发展很快，疱疹增大成黄豆大小，疱疹破溃流出黄水，可发生更多的感染。因此洗澡时应该注意观察新生儿的皮肤，特别是上述皮肤皱褶处，以早发现早处理。

2. 脓疱疮的护理

每天洗澡后用75%酒精消毒棉棒把脓疱擦破，再用干净消毒棉棒擦净局部。天热时由于汗液容易污染皮肤，增加感染机会，因此可以每天数次洗澡，每次都按上述方法处理脓疱。

3. 脓疱疮的预防

·防止交叉传染。应该特别注意防止产院新生儿室内发生脓疱疮的交叉感染。

·防止自身感染。处理脓疱时要注意污染的棉棒不要乱丢，孩子的贴身衣服勤换洗，而且要煮沸消毒，以免二次感染。

【达标标准】

·不发生脓疱疮。

·对于已经被传染脓疱疮的宝宝，会正确处理局部。

【注意事项】

·由于脓疱疮内的脓液流出后很容易传染其他部位，因此在处理脓疱疮时应该特别注意二次感染的问题。

·新生儿脓疱疮感染速度较快，如果不能控制其蔓延，则可造成细菌入血引起败血症，甚至危及生命，因此一旦不能控制其蔓延，应该及时提醒产妇带孩子到医院就诊。

【相关知识】

1. 新生儿脓疱疮的病因

新生儿皮肤娇嫩，抵御细菌的能力弱，特别是皮肤皱褶处，容易破损以致细菌侵入而发生脓疱疮。

2. 新生儿脓疱疮的预防

预防方法是保证天天洗澡，保持皮肤清洁，勤换贴身内衣，注意观察，做到早发现早处理。

模块七　尿布疹的预防与护理

【操作方法】

1. 尿布疹的预防

·尿布疹也就是平日所说的臀红，表现为臀部皮肤发红或者出现小红疹，严重时表皮肿胀、破损和流水。

·尿布疹重在预防，方法是新生儿大小便后及时更换尿布，提倡使用纸尿裤。如果使用尿布，要选择吸水性强的纯棉制品，换洗后要用开水烫洗，洗衣粉要冲洗干净，并在阳光下晒干。

2. 尿布疹的护理（参考臀部护理模块）

·大便后处理。先用湿纸巾轻轻地将臀部的粪便擦拭干净，如果大便较多，就用清洁的温水清洗干净，然后涂擦护臀霜或鞣酸软膏。如果大便很少，只用湿纸巾擦拭即可。

·小便后处理。一般小便后不需每次都清洗臀部，以免破坏臀部表面的天然保护膜。

·如果发生轻度臀红则应多暴露（室温保持在 26～28℃），2～3 次/天，30 分钟/次，以使局部保持干燥，每次暴露后涂擦鞣酸软膏。

【达标标准】

·不发生臀红。

·发生臀红后能处理得当，促进痊愈。

【注意事项】

·用洗衣粉清洗尿布后，一定要用清水冲洗干净，以免残存的洗衣粉刺激臀部皮肤，发生尿布疹。

·新生儿时期尽量使用纸尿裤，有助于减少尿布疹的发生。

【相关知识】

1. 尿布疹的病因

新生儿皮肤娇嫩，大小便后没能及时更换尿布，尿便的刺激，未冲洗干净洗衣粉的尿布刺激，尿布透气性差，都可能导致发生尿布疹。

2. 尿布疹的预防

选择好纸尿裤，大小便后及时更换纸尿裤。

第五单元　意外伤害的防范与紧急处理

模块一　烫伤防范与紧急处理

【操作方法】

1. *洗澡时烫伤防范*

· 给新生儿洗澡时，如果使用流动水一定要控制好水温，水温大约 40℃ 为宜。先用手肘内侧感觉不凉不烫才可。

· 如果使用洗澡盆，放水时应该先放凉水后放热水，一定不要抱着孩子拿暖水壶，以免烫伤孩子。

· 孩子应该远离热水盆、热水壶等，洗澡时等调好了水温，再抱孩子洗澡。

2. *温奶时烫伤防范*

人工喂养时，新生儿吃奶过程中发现奶凉，需要温奶，一般将奶瓶放在大热水杯里。温奶过程中，注意千万不要抱着孩子拿热水壶倒热水，一定要妥善放下孩子再去温奶，以免孩子被温奶的热水烫伤。

温奶后，抱着孩子喂奶时，注意避免孩子的小脚踢到热水杯烫伤孩子。

3. *使用热水袋时的烫伤防范*

· 原则上，新生儿不必使用热水袋取暖，因为新生儿皮肤娇嫩，水温稍微掌握不好就可能发生烫伤。

必须使用热水袋时，要灌入温水，而且要用毛巾将热水袋包起来，避免蓄积的热度烫伤了孩子。

4. *发生烫伤的紧急处理*

如果发生了烫伤，不要急于脱去衣裤，首先应该立即用凉水冲，时间长短按当时烫伤情况定，烫伤轻微则凉水冲的时间短，烫伤重则用凉水冲的时间长。然后慢慢观察烫伤情况，再轻柔地脱下衣裤，脱衣裤时避免将烫伤的皮肤一并脱下，造成进一步的损伤。

万一发生了烫伤，必须要进行紧急处理时，方法是用凉水冲，最好是流动的凉水冲20分钟左右，如图5—1所示。

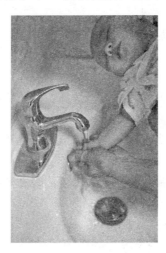

图5—1　用流动的凉水冲洗

烫伤后要立即用凉水冲，越快越好，降低被烫皮肤的温度，就能大大减轻烫伤的后果。温奶时防止烫伤，尽量不要使用热水袋，避免孩子烫伤。

【达标标准】

保证新生儿安全，不发生烫伤事故。

【注意事项】

·让孩子远离热水等容易发生烫伤的环境。

·凡使用热水时，都要将抱孩子和倒热水分开进行。

【相关知识】

烫伤是新生儿意外伤害中常见的一种，一旦发生会对孩子造成伤害，因此应该安全操作，以避免烫伤事故的发生。

模块二　呛奶防范与紧急处理

【操作方法】

1. 预防呛奶的发生

喂奶后和溢奶后应采用正确的方法对新生儿进行护理（参照溢奶护理）。

2. 预防呛奶的护理原则

·喂奶的奶嘴开孔要适度，选择仿母乳奶嘴。一次喂奶量不宜过大。喂奶时奶瓶中的奶应该完全充满奶嘴，避免同时吸进空气。喂奶后不宜过多变动新生儿体位，以免发生吐奶。

·喂奶后注意拍嗝。

·如果发生了溢奶，只需要用清洁的小方巾擦拭，注意不要让溢出来的乳汁呛到气管里。

3. 发生呛奶的紧急处理

·呛奶后新生儿表现为呼吸道不通畅，憋气，面色红紫，哭不出声，此时不能等待，应该进行紧急处理，如图 5—2 所示。

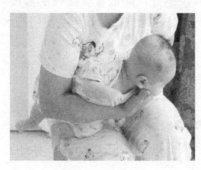

产妇或月嫂取坐位，一只手托住宝宝的下颌，让宝宝保持呼吸道的通畅，另一只手翻转宝宝从仰卧位到俯卧位，托住宝宝下颌的手保持不变

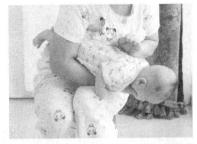

将宝宝上身放置于腿上，让宝宝处于头低脚高位，这样的姿势有助于呛入气管的乳汁流出

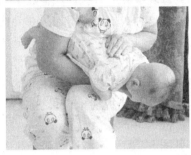

一只手继续托住宝宝下颌，另一只手用空心掌叩击宝宝的后背，从后向前叩击，直到乳汁流出，宝宝哭出声音为止

图5—2 呛奶的紧急处理

【达标标准】

保证新生儿安全，不发生或者少发生呛奶。

【注意事项】

如果呛奶情况紧急，以上处理无效，则应该一边处理，一边紧急安排车辆送往医院，但是即使是送往医院，也一定要同时继续以上紧急处理操作，绝不能坐等，贻误了时机。

【相关知识】

·溢奶与呛奶是两个完全不同的概念。溢奶是由于新生儿的胃呈水平位，贲门括约肌发育不完善，所以在吃奶以后容易发生溢奶，并且难以完全避免。这种现象比较常见，是生理现象，不必过于紧张。如果乳汁呛入气管造成呼吸不通畅，甚至窒息，那就不是溢奶而是呛奶了，呛奶对宝宝的危险性很大，如果处理不及时，有窒息死亡的危险，需要特别重视。

·吐奶或呛奶也可因疾病引起，因此如果症状严重应该提醒产妇及时带宝宝到医院检查，避免贻误病情。

模块三　窒息防范与紧急处理

【操作方法】

1. 窒息防范

（1）尽量避免卧位母乳喂养。母乳喂养中有些产妇喜欢采用卧位哺乳，感觉卧位比较舒适，但是这种喂奶姿势增加了意外伤害的可能性。新生儿尚不能自己翻身，自身的力量尚不能躲避危险，当卧位母乳喂养时，产妇与新生儿距离近，新生儿含着母亲的乳头，如果疲惫的母亲不小心睡着了，乳房堵住了新生儿的呼吸道，就可能发生新生儿窒息。因此，大力提倡坐位母乳喂养，以防范新生儿窒息。

（2）尽量避免新生儿趴睡（见图5—3）。有些说法讲新生儿趴睡好，但是，趴睡的情况下绝不能离人，新生儿的双手支撑力还不能使他躲避危险。当趴睡时一旦堵住了口鼻，自己又无力挣脱，就有可能发生窒息。因此绝不能让新生儿单独趴睡。

（3）新生儿口鼻周围避免软性物品（见图5—4）。新生儿如果被棉被盖住了鼻子、毛巾盖住了鼻子等，软性物品会紧紧贴住口鼻而引起窒息，因此一定要防止软性物品堵住口鼻，防范窒息的发生。

2. 窒息发生后的紧急处理

如果在家庭中发生窒息，则应该按照窒息的紧急处理原则，一边进行紧急家庭处理，一边联系医院急救车急救。

紧急家庭处理原则是清理呼吸道的分泌物，供氧气，刺激呼吸。可以采取弹足底（见图5—5）、心肺复苏（用两手指按压胸骨下半段，持续100次/分钟，见图5—6）或口对口的人工呼吸。让宝宝保持呼吸道的通畅，有分泌物的要将分泌物擦干净，然后用拇指和食指捏住宝宝的鼻子，使其头后倾，操作者先吸一口气然后将气吹入宝宝口中，同时可见宝宝的胸廓抬起。停止吹气后，放开鼻孔，使宝宝自然呼气，排出肺内气体，如图5—7所示。

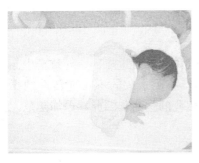

图5—3　避免新生儿趴睡

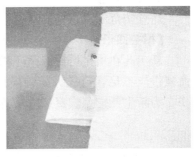

图5—4　避免软性物品堵住新生儿口鼻

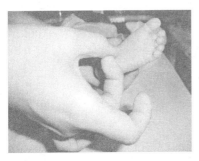

图5—5　弹足底

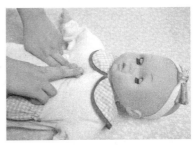

图5—6　心肺复苏的正确方法

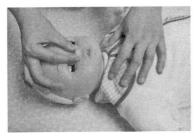

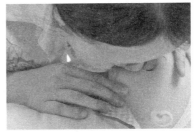

图5—7　人工呼吸的方法

【达标标准】

保证新生儿安全，不发生窒息意外事故。

【注意事项】

注意防范窒息意外的发生。

【相关知识】

新生儿在出生后血液循环和气体交换发生障碍，导致新生儿血氧供应不足，造成大脑的损伤，甚至永久的不可逆转性的损伤，为新生儿窒息。窒息危及新生儿的生命，因此要严加防范。

培训大纲建议

一、培训目标

通过培训，培训对象可以在月嫂岗位工作，或在家政服务中从事专业新生儿家庭照护等工作。

1. 理论知识培训目标

（1）了解月嫂应具备的职业道德和工作职责。

（2）了解月嫂的基本素质要求。

（3）熟悉常用月嫂护理知识。

（4）掌握新生儿生长发育的生理特点。

（5）掌握新生儿常见疾病与意外伤害的观察和防治要点。

2. 操作技能培训目标

（1）熟悉产妇护理的方法，能够正确熟练操作。

（2）熟悉新生儿护理的方法，能够正确熟练操作。

（3）了解新生儿常见疾病的预防和护理方法。

（4）能有效防范意外伤害，如遇意外伤害，可有效处理。

二、培训课时安排

总课时数：115 课时。

理论知识课时：43 课时。

操作技能课时：72 课时。

具体培训课时分配见下表。

培训课时分配表

培训内容	理论知识课时	操作技能课时	总课时	培训建议
第一单元 岗位认知	2		2	重点：岗位职责和素质要求的主要内容 难点：如何按照月嫂的基本素质要求自己 建议：结合实例讲解为佳，运用启发式和讨论式教学

培训内容	理论知识课时	操作技能课时	总课时	培训建议
第二单元 产妇护理	8	15	23	
模块一 母乳喂养指导	1	3	4	
模块二 乳房护理	1	2	3	重点：产妇护理的基本要求，主要围绕母乳喂养的相关护理知识以及产妇自身恢复的护理内容
模块三 月子餐	1	2	3	难点：深入理解母乳喂养相关知识，明确母乳喂养成功的关键，以及指导产妇增强母乳喂养信心
模块四 产后个人卫生指导	1	1	2	并掌握方法，解开误区，达到母乳喂养成功
模块五 产后侧切及手术伤口的清洁	1	1	2	建议：先由教师示范规范性操作，学员可两人一组，互相练习与评议
模块六 形体恢复指导	1	3	4	
模块七 产后抑郁疏导	1	2	3	
模块八 产妇休养环境清洁	1	1	2	
第三单元 新生儿护理	23	45	68	重点：新生儿喂养中的人工喂养和混合喂养方法，新生儿护理中洗澡、抚触、被动操的做法，新生儿护理中的臀部、脐部等护理方法
模块一 正确托抱婴幼儿	1	1	2	难点：通过混合喂养让产妇逐渐恢复单纯母乳喂养
模块二 人工喂养指导	2	4	6	方法：使用培训教具和模拟娃娃进行新生儿洗澡、抚触及被动操的操作技能练习，先由教师示范规范性操作，学员可两人一组，互相练习与评议
模块三 混合喂养指导	2	4	6	
模块四 溢奶处理	1	2	3	

培训内容	理论知识课时	操作技能课时	总课时	培训建议
模块五 给新生儿穿衣服和脱衣服	1	2	3	
模块六 安排新生儿睡眠	1	2	3	
模块七 眼部保健护理	1	2	3	
模块八 臀部护理	2	4	6	
模块九 脐部护理	1	2	3	
模块十 给新生儿洗澡	3	5	8	
模块十一 新生儿抚触	2	4	6	
模块十二 新生儿被动操	2	4	6	
模块十三 新生儿生理性黄疸处理	1	2	3	
模块十四 新生儿五项行为训练	1	3	4	
模块十五 新生儿用品的选择、清理与消毒	1	2	3	
模块十六 护理新生儿的其他技能	1	2	3	

培训内容	理论知识课时	操作技能课时	总课时	培训建议
第四单元 疾病的预防与护理	7	9	16	重点：了解新生儿疾病的预防护理知识，了解新生儿常见疾病的症状并及时告知产妇，以不耽误疾病的治疗，以及疾病出现后的护理 难点：新生儿疾病的护理方法 建议：以介绍新生儿疾病预防与护理知识为主，注意脐部和臀部的护理方法。先由教师示范规范性操作，学员可两人一组，互相练习与评议。可使用培训教具和模拟娃娃辅助讲解和练习
模块一 湿疹的预防与护理	1	1	2	
模块二 鹅口疮的预防与护理	1	1	2	
模块三 消化不良的预防与护理	1	2	3	
模块四 脐炎的预防与护理	1	1	2	
模块五 呼吸道感染的预防与护理	1	2	3	
模块六 脓疱疮的预防与护理	1	1	2	
模块七 尿布疹的预防与护理	1	1	2	
第五单元 意外伤害的防范与紧急处理	3	3	6	重点：掌握新生儿意外伤害的预防和紧急处理方法 难点：烫伤、呛奶和窒息发生后的紧急处理方法 建议：先由教师示范规范性操作，学员可两人一组，互相练习与评议。可使用培训教具和模拟娃娃辅助讲解和练习
模块一 烫伤防范与紧急处理	1	1	2	
模块二 呛奶防范与紧急处理	1	1	2	
模块三 窒息防范与紧急处理	1	1	2	